U0113996

一气周流 经方义

崔翰博◎编著

全国百佳图书出版单位

中国中医药出版社

·北京·

图书在版编目（CIP）数据

一气周流经方义 / 崔翰博编著 . — 北京：中国中医药出版社，
2022.10
ISBN 978 – 7 – 5132 – 7709 – 9

Ⅰ . ①一…　Ⅱ . ①崔…　Ⅲ . ①方剂学　Ⅳ . ① R289

中国版本图书馆 CIP 数据核字（2022）第 135161 号

中国中医药出版社出版

北京经济技术开发区科创十三街 31 号院二区 8 号楼
邮政编码　100176
传真　010–64405721
山东临沂新华印刷物流集团有限责任公司印刷
各地新华书店经销

开本 710×1000　1/16　印张 13.5　字数 230 千字
2022 年 10 月第 1 版　2022 年 10 月第 1 次印刷
书号　ISBN 978 – 7 – 5132 – 7709 – 9

定价　56.00 元
网址　www.cptcm.com

服 务 热 线　010–64405510
购 书 热 线　010–89535836
维 权 打 假　010–64405753

微信服务号　zgzyycbs
微商城网址　https://kdt.im/LIdUGr
官 方 微 博　http://e.weibo.com/cptcm
天猫旗舰店网址　https://zgzyycbs.tmall.com

如有印装质量问题请与本社出版部联系（010–64405510）

内容提要

　　本书从阴阳升降、五行相易、天人相应等中医基础理论谈起，按照阴阳五行、脏腑生理归类并分析经典方、常用方。同时因处于共同的中医学理论框架，本书将六经辨证、脏腑辨证、卫气营血辨证等不同的辨证方式融汇于脏腑升降一气周流理论之中，从协调阴阳升降周转的角度，以五行周易之道分析、归类方剂，从更高维度的全局分析理解某一局部的生理病理以及对应方药，较之平常方剂书另有一番新意。本书图文并重，论理严谨，方义分析简明清晰，对于中医方剂学的学习和研究具有参考价值，可供中医临床工作者及方剂、药物研究者阅读借鉴。

韩序

中医学在几千年里不断丰富和发展，能够取得良好的临床疗效，离不开一个完整的理论体系。追随经典训教，求索医理渊源，一代又一代中医后学者承习先人行医、论医的精华。缘于对疾病的不断深入认识和对疗效的不懈追求，中医治病用药由简入繁，不断丰富，渐成体系，形成以复方配伍为特色的临床治疗模式。熟谙药性是组方的基础，但方之所成又非药物的简单堆砌，良方当是按照一定配伍规则与组方法度相互结合而成的。一首方就是一个系统，因此其整体功效不同于方中各味药物功效的简单相加。学习方剂也不是简单地背诵药物组成，而是应当把握组方配伍的规则与应用法度。当今习医者，能者虽多，精者却少。"理明、法合、方对、药当"是对方剂的基本要求，而想要追求"理精、法活、方效、药准"的更高境界，就必须对中医的理法方药有更系统、更深入的理解与把握。

同样是在论中医、解方剂，《一气周流经方义》这本书在继承创新方面别有一番特色。本书通过解读《河图》，表述了天地自然阴阳运动规律，并借用黄元御"一气周流"以概括之，又结合《内经》《伤寒》等中医经典阐释人体生理功能的五运规律以及五运病证的阴阳所乱之处、所逆之机。不同于大多中医方剂教科书的分类和解析，书中"方义解析"部分在解析经方的基础之上，将更多的中医经典方、常用方按照阴阳五运属性进行归类和分析，以更明确地彰显在人体一气周流动态内境下调节阴阳气机逆乱的作用机制，更具特色的是，作者结合方证择取典型代表方剂，以绘图的形式展现其功效主治形成的逻辑关系，使之更加明了清晰，易于理解。从阴阳运动的生理、逆乱的病理、调治法则、选方用药等一脉相承、系统呈现，体现了古人用药如用兵、处方如布阵的思维方式，将帅知兵士之勇怯克制，更需通晓排兵布阵，兼顾全局；医者熟谙药物性味归经，更需把握列方配伍之生克佐使。本书便拟使读者能从更全面的、整体的视角理解中医医理和制方大义，从而更好地进行临证处方和灵活应变。

对中医学的继承、创新和发扬是我们中医人的职责。青年学者崔翰博博士勤学善思，笃行不息，繁忙临床工作之余，坚持对中医理论与组方机理的追根溯源和深刻思考，实是中医发展的寄托与希望所在。推荐此书，也是希望像这样的青年学者以及中医爱好者能有一个探讨学理的契机，为发展中医药事业做更多有意义的事情。

山东中医药大学　韩涛

2022 年 6 月 15 日于泉城

自
序

　　中医学界流派众多，有遵六经、有法脏腑气
血、有崇温补、有善调枢机等，繁杂偏颇，为何不
能统一？各派据理力争，临证又当如何择善取用？
自《五十二病方》以来，方药著述不可胜数，而
其分类方法却并非尽善。如唐代孙思邈《千金要
方》按照妇、儿、皮、疡、虫等分类，以便于临证
速查，却相对无助于读者从中医整体明理释方；或
有按方剂治法归类，现行方剂学教材亦多以此分类
为基，同时采用综合分类，相对缓和了研学与便用
之间的矛盾，但有些方剂的归类仍有争议（如治疗
肺阴虚类方剂被归于润燥剂却不归于滋阴类、祛外
风剂不归入解表剂、桂枝汤调和营卫却不在和解剂
内、温里剂不归入补阳剂等）;《辅行诀脏腑用药法
要》似乎符合阴阳脏腑机理，但仅仅数方用以点明
提要，不足以令读者酣畅淋漓。再者，中医学涉及
的一些术语中，或因简化竹册刻录之繁，或因认识
的变迁，常有精简、指代、广狭义之差别甚至内涵
的迁移。如"清热解毒"所清何脏何腑、"毒"又
为何物？何为"元气"更是各有说法。这些都增加
了学习中医的难度，以致迷茫与疑惑始终伴随在我
开始学习中医的那十几年。

后有幸加入天津市中医药研究院附属医院糖尿病科的大家庭，通过与褚月颉主任、刘萍主任、苏明主任等几位高年资主任的学习交流，更清晰地感觉到重研经典的重要性。作为天津市中医重点专科，科室学习中浓厚的中医氛围和病例讨论时激烈争论中不断迸发出思维的火花，使我的迷惑渐渐明晰。尽管各家争论纷纭，纵使千变万化，其理论基础仍不能背离阴阳升降周转理论。正如《素问·阴阳应象大论》中强调的："阴阳者，天地之道也，万物之纲纪，变化之父母，生杀之本始，神明之府也，治病必求于本（本即阴阳之道）。"探研中医、临证辨析，当先知晓阴阳之常与乱，而后方能明理、治方。故试撰本书，先为"一气周流"，以明阴阳升降、周环相易之理论；后为"方义解析"，择经方、常用方按五行周易之理归类。本书列方不为临证便查、不为广罗门类，各部列要义之方，以求阐明其协调阴阳升降周转之要义。全局明晰则部分不惑，望使读者强化整体观、格局观，明其理、知其位、释其惑。偶有所思，乃做是编，谨为分享，如有疏漏错讹，还望引玉探讨指正！

崔翰博

农历壬寅年春三月

目　录

一气周流

方义解析

一气周流 经方义

一气周流

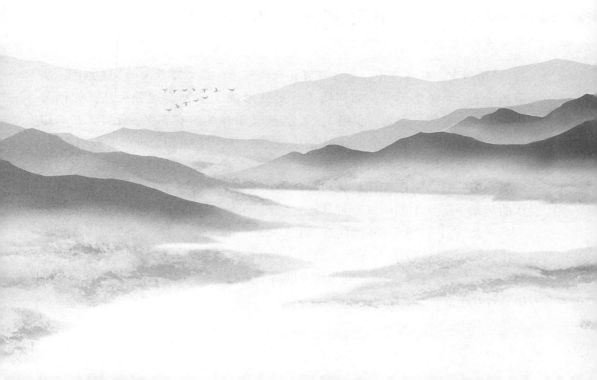

一气升降，阴阳相召

"阴阳者，天地之道也……积阳为天，积阴为地。阴静阳躁，阳生阴长，阳杀阴藏。阳化气，阴成形。寒极生热，热极生寒……清阳为天，浊阴为地；地气上为云，天气下为雨；雨出地气，云出天气。"（《素问·阴阳应象大论》）

"帝曰：其升降何如？岐伯曰：气之升降，天地之更用也。帝曰：愿闻其用何如？岐伯曰：升已而降，降者谓天；降已而升，升者谓地。天气下降，气流于地；地气上升，气腾于天。故高下相召，升降相因，而变作矣。"（《素问·六微旨大论》）

混沌之初，无分上下、不辨内外。混沌开化，天地肇分。清者上升、浊者下降，乃分天地。清阳升极而欲降、浊阴降极而欲升。清浊之间圆周运动，转化不休。天地运动周而复始，升已而降、降已而升，两相运动，升降周环。其间化生万物，其间蕴藏周易（周环相易）之理。其分则二，其实则一，乃一气之变动。

升降周流，五行相易

"阴阳者，数之可十，推之可百，数之可千，推之可万……"（《素问·阴阳离合论》）变化无穷，如何明了？对此形成了多种表述分类法：如四分法（太阴、少阴、太阳、少阳）、六分法（"阴阳气各有多少，故曰三阴三阳也。"《素问·天元纪大论》分为太阴、少阴、厥阴、太阳、少阳、阳明）等。五分法依照阴阳升降增减分为五类运动状态（五行），兼顾太少阴阳，又内涵三阴三阳，且对阴阳变化趋势和规律表达又直观明了。五行即将气的周环不休的运动（运气）归纳成五种状态，"行"即是"运"，故亦称五运，分别以"木""火""土""金""水"代表"生""长""化""收""藏"五类各不相同的动作属性。所以"五行"是气（阴阳）处在周流运动中五个不同阶段的构成状态和运动趋势。伟哉先哲，观天地方圆时节流转、录阴阳消长数易周环，总结出五行升降运动，凝炼为"河图"。

《礼记·礼运》载："河出马图。"传为上古伏羲氏时，洛阳东北孟津县境内的黄河中浮出龙马，背负"河图"。传说不过托辞，河图实为中华民族先哲的智慧结晶，其中内涵乃是关键。

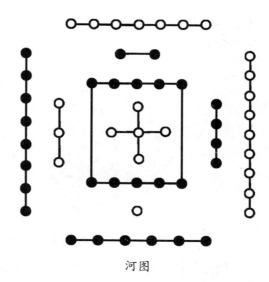

河图

初读此图不知其要，参考如下数言以助释惑：①"天一生水，地二生火，天三生木，地四生金；地六成水，天七成火，地八成木，天九成金；天五生土"（《尚书大传·五行传》）；②"天一，地二；天三，地四；天五，地六；天七，地八；天九，地十"（《周易·系辞》）；③"天一生水于北，地二生火于南，天三生木于东，地四生金于西，天五生土于中……地六成水于北，与天一并。天七成火于南，与地二并。地八成木于东，与天三并。天九成金于西，与地四并。地十成土于中，与天五并。"（增补《郑氏周易·卷下》引自《四库全书荟要》）

解析：①图中每组相连的点的数量代表相应位置的数：阳数（天数、奇数：一、三、五、七、九）用白点、阴数（地数、偶数：二、四、六、八、十）用黑点。从一到十，与天干相应。②"五""十"居中央，自成中央升降体系。其余之数，分别从小到大连接阳数与阴数，可见阴阳升降运动规律：一→三→七→九；二→四→六→八（如下图所示，图中以数代点，阳运动以白箭头、阴运动以黑箭头）。至此，中央为轴，其余四维绕其旋转，内外动作相应，左升而右降。③观察前一步得出的阴阳数变化规律可知：阴始生于上，降于右，盛于下，藏于左；阳生于下，升于左，盛于上，收于右。阴阳动作，往复生化，环扣无端。④由五部之数确立各部五行属性：一与六属水、二与七属火、三与八属

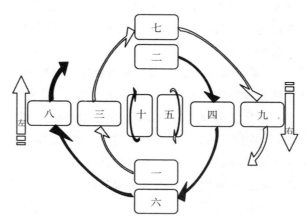

河图蕴含升降周转之理（以数代点）

木、四与九属金、五与十属土。河图阴阳运动之势，呈现太极周转之道（如下图所示）。

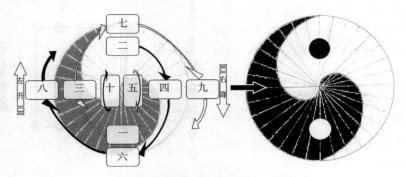

河图中蕴含的太极运动与河图太极

因此河图太极（上图）体现的是阴阳的运动状态，其本质是气的运动：左升为阳渐增而阴渐敛，右降为阳渐消而阴渐盛；正当左升、右降之半为阴阳平分；上升至极为阳之极、下降至极为阴之极；阳极之中蕴含一点阴、阴极之内蕴含一点阳。各部阴阳呈现依次增减。

天动五行，五运承道

"夫五运阴阳者，天地之道也，万物之纲纪，变化之父母，生杀之本始，神明之府也，可不通乎！故物生谓之化，物极谓之变……神在天为风，在地为木；在天为热，在地为火；在天为湿，在地为土；在天为燥，在地为金；在天为寒，在地为水。故在天为气，在地成形，形气相感而化生万物矣。"（《素问·天元纪大论》）

"寒暑温凉盛衰之用，其在四维。故阳之动，始于温，盛于暑；阴之动，始于清，盛于寒。春夏秋冬，各差其分。"（《素问·至真要大论》）

中华文明源于我国中原地区，图中内涵这里的地理和气候，应结合而分析：①图中蕴含五行方位（坐北朝南，左东右西）：日出东方，寓意木象之生升；热于南方，寓意火象之温暖；日落西方，寓意金象之收杀；寒于北方，寓意水象之封藏；中原之处，寓意土象蕴化万物。②图中内含时间循环规律：春升生于东 – 象木、夏盛长于南 – 象火、秋收杀于西 – 象金、冬闭藏于北 – 象水、长夏为四季交接之时化生万物 – 象土；以及每日晨、午、昏、夜之阴阳变化同于此

理。（如下图所示）

"五运之始，如环无端"（《素问·六节藏象论》）"清浊之间，是谓中气，中气者，阴阳升降之枢轴，所谓土也"（《四圣心源》）。以土为中轴，其余四行接续周环，组成一个完整的升降运化体系，所谓"土枢四象、一气周流"。如图所示，次第循环，运动不息。

"夫物之生从于化，物之极由乎变，变化之相薄，成败之所由也……成败倚伏生乎动，动而不已，则变作矣……帝曰：不生不化乎？岐伯曰：出入（阳升出、阴降入）废则神机化灭，升降息则气立孤危。故非出入，则无以生长壮老已；非升降，则无以生长化收藏……无不出入，无不升降……四者之有，而贵常守，反常则灾害至矣。"（《素问·六微旨大论》）

"夫五运之政……此生长化收藏之理，气之常也，失常则天地四塞矣。"（《素问·气交变大论》）

由是而知，五行各居其位、禀其性、司其职，其间各自性情相异相承。实质为阴阳一气升降之变动尔。失其职则天地反常，生死乖作。

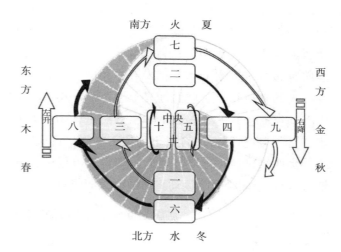

河图中的五运蕴含时空周流之理

天人相应，人禀五行

"五脏应四时，各有收受乎？岐伯曰：有。东方青色，入通于肝……其数八……；南方赤色，入通于心……其数七……；中央黄色，入通于脾……其数五……；西方白色，入通于肺……其数九……；北方黑色，入通于肾……其数六……"（《素问·金匮真言论》）

"天有四时五行，以生长收藏，以生寒暑燥湿风，人有五脏化五气……东方生风，风生木，木生酸，酸生肝……；南方生热，热生火，火生苦，苦生心……；中央生湿，湿生土，土生甘，甘生脾……；西方生燥，燥生金，金生辛，辛生肺……；北方生寒，寒生水，水生咸，咸生肾……"（《素问·阴阳应象大论》）

"肝主春，足厥阴少阳主治，其日甲乙……；心主夏，手少阴太阳主治，其日丙丁……；脾主长夏，足太阴阳明主治，其日戊己……；肺主秋，手太阴阳明主治，其日庚辛……；肾主冬，足少阴太阳主治，其日壬癸……"（《素问·藏气法时论》）

"人以天地之气生，四时之法成"（《素问·宝命全形论》）故人应于天，脏腑之气的运动与天地之气的圆周运动相应。①因腑属阳、脏属阴，用阳数代表腑，阴数代表脏，各脏腑升降运动了然。②五方相应：胆肝属木，升于东方；小肠心属火，盛于南方；胃脾属土，运化于中央；大肠肺属金，潜降于西方；膀胱肾属水，蛰藏于北方。③五季相应：胆肝应春、小肠心热应夏、胃脾应长夏、大肠肺应秋、膀胱肾应冬。④"脾者土也，治中央，常以四时长四藏，各十八日寄治，不得独主于时也"（《素问·太阴阳明论》）。"五"与"十"分别应于"胃"与"脾"，二者属土、位于中焦，自成升降，而与其他脏腑密切相关，为其余四维之"中枢""中轴"。脾胃五方居中、五季之中应于长夏。无此"中轴"，则其余四维升降运动将涣散而无所依附。

脏腑之位与脏腑之数的五行属性

方位	五行属性	阳数	应腑	阴阳	阴数	应脏	阴阳
北方	水	一	膀胱	太阳			
					六	肾	少阴
南方	火	二	小肠	太阳			
					七	心	少阴
东方	木	三	胆/三焦	少阳			
					八	肝	厥阴
西方	金	四	大肠	阳明			
					九	肺	太阴
中央	土	五	胃	阳明			
					十	脾	太阴

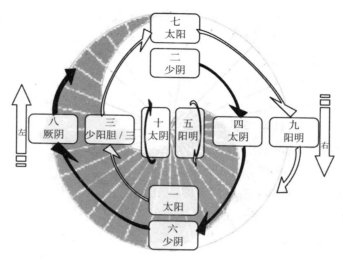

脏腑之位与运动之势

五脏六腑代入河图后展示了脏腑运动与五行运动的相应：脏属阴，其气沿黑色箭头所示顺序运动；腑属阳，其气沿白色箭头所示顺序周转。"天有五行御五位，以生寒暑燥湿风，人有五脏化五气，以生喜怒思忧恐，论言五运相袭而皆治之，终期之日，周而复始……"（《素问·天元纪大论》）其阴阳运动又是协调统一、动态平衡、周环无尽、不卑不亢的。"五行融合，只见中和，不见五行。五行一见，便失中和，便是病了。"（《圆运动的古中医学》）

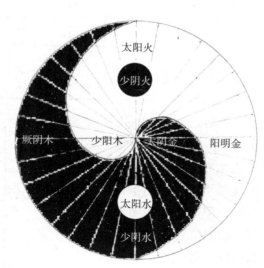

河图太极中的阴阳周流

对应太极运动中的阴阳运动规律为：左升为木－少阳阳气渐盛而厥阴阴气渐收潜；升极为火－太阳小肠阳气鼎盛而少阴为火中藏阴；右降为金－阳明开泄、阳气渐弱而太阴阴气渐汇聚；降极为水－少阴阴气隆盛而太阳阳气为水中之阳；土运斡旋居中而外枢四象。"阴极则阳生，故纯阴之中，又含阳气……阳极则阴生，故纯阳之中，又胎阴气。阴中有阳，则水温而精盈；阳中有阴，则气清而神旺"（《四圣心源》）。

附：洛书中的太极运动

另有洛书，排列格局与河图不同，两者从不同的方面描述了天地自然与人体规律。

"河出图，洛出书，圣人则之"（《周易·系辞》）。洛书通过适当的转译（如下图中），同样可以看出蕴藏其中的太极阴阳运动。若以洛书之中央五为中心，向八方辐射经线，各方向与"五"（中央土）的距离（即一至九与五之差）反映此部阴阳多寡比例。

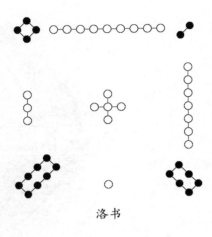

洛书

三阳 一阴	四阳	一阴 三阳
	一 四 三	
二阳 二阴	二	四 九 二 三 五 七 八 一 六	二	二阴 二阳
	三 四 一	
一阳 三阴	四阴	三阴 一阳

阴阳之占比在各部第次增减。相连各部可见阴阳之太极运动：其左升，阳气渐增，阴气渐少；其右降，阳气渐少而阴气渐多。相对之位与"五"距离相同（即差的绝对值相同）而正负反向（阴阳占比互补），形成升降对应与循环。

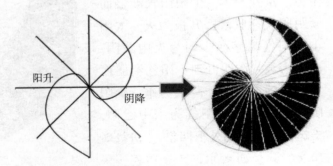

洛书中蕴含的太极运动与洛书太极

洛书太极与河图太极略有不同，但同样遵循阳始于下、升于左、旺于上，阴始于上、降于右、盛于下的规律，是遵守原图推导的表现不同，并无本质差异。

若将脏腑（记入厥阴心包为十二脏腑）及十二地支代入洛书，可见其大致遵循十二经气血循行次序以及十二地支顺序，可见洛书侧重阴阳的时序第次增减周转。如果说河图是阴阳规律在二维时空上的流转，那么洛书就是阴阳规律在一维时间上的增减周环。因此，五脏六腑之中，本脏腑气血之升降服从河图，十二经营卫循行遵照洛书。或许若能将两者联合应用将能达到更高的维度。

寅时－肺经		卯时－大肠经		午时－心经	
四	九	二			
亥时－三焦经 子时－胆经	三	辰时－胃经 五 巳时－脾经	七	未时－小肠经	
八	一	六			
戌时－心包经 丑时－肝经		申时－膀胱		酉时－肾经	

洛书中的时序流转与经络循行

五脏六腑，动作相袭

"五脏者，所以藏精神血气魂魄者也；六腑者，所以化水谷而行津液者也。"（《灵枢·本藏》）

"五行之中，各有阴阳，阴生五脏，阳生六腑。肾为癸水，膀胱为壬水，心为丁火，小肠为丙火，肝为乙木，胆为甲木，肺为辛金，大肠为庚金。五行各一，而火分君相。藏有心主相火之阴，府有三焦相火之阳也。"（《四圣心源》）

"足阳明太阴为表里，少阳厥阴为表里，太阳少阴为表里，是谓足之阴阳也。手阳明太阴为表里，少阳心主为表里，太阳少阴为表里，是谓手之阴阳也。"（《灵枢·九针论》）

机体生理功能，分为五类，归为五运，称为五脏系统。五脏（六腑）之间因其所居五行之位，具有特定的承接或管治规律（生克规律），升降之间又第次转化。每组脏腑内部，一阴一阳、一静一动的相互配合。其各行脏腑要义，于后文分述。

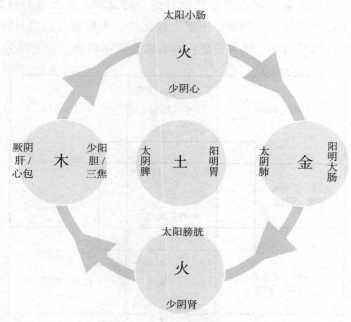

脏腑之位与运动之势（简化）

请注意几点：①《周易·系辞》云："形而上者谓之道，形而下者谓之器。"故循道者，虽本于形而必超乎器。理解中医所称脏腑及其功能，更多指的是功能，切勿僵硬地与解剖实质或现代研究相联系，否则形而下地误解"胃中必有燥矢五六枚"岂不贻笑，争论心主神明还是脑主神明岂不荒唐，偏执寻找经络或某个中医概念的解剖实体或分子蛋白岂不皆为背"道"而驰。②有些文献记载的脏腑功能，如果只提到五脏（肝心脾肺肾）而没提相应的腑，极有可能既是指脏也是指腑（即"以脏代腑"）。比如，《黄帝内经》病机十九条中有关脏腑的病机只说到脏而未提及腑，实际既指脏也指腑，如"诸风掉眩，皆属于肝"就是说风掉眩类病症可能是因于肝也可能是因于胆或三焦的问题。这个现象在中医学中比较常见，不应封闭思路。③五行之性，各有正邪，"正气存内，邪不可干"、"正气不足，邪气恰盛"。如木气正风愈郁则邪风愈盛（疏泄不及反作冲逆）；邪火愈旺则正火愈微（焦灼损耗却失于温煦）；邪水愈盛则正水愈枯（水气泛溢却伴滋润不足），以此类推。④天之五运太过、不及皆生灾祸，人之有余、不足亦皆为病，有余也是某种意义上的不足。

木行义

木行为阳气从卑向旺、由涵而疏的升发舒展，同时阴气在升展运动之中逐渐隐匿的态势。位居左而本性升散。应于东方，通于春气，如同草木破土春萌、晨曦拨翳初升，贵以敷和之德。称"木曰曲直"：曲直，曲中求申，内涵柔韧而舒展。在人体脏腑应于厥阴肝 / 心包与少阳三焦 / 胆。少阳、厥阴互为表里，体现木之德能。阳木生升，散行宣通，变作如风；阴木疏泄，阴内伏阳，藏雷暗动。

1. 少阳胆与三焦

少阳：其数天三。此处藏于阴中的阳气开始生长，然而阳力尚弱，亦称"一阳"。在腑为胆与三焦。天干之数应于甲，故胆腑又称"甲木"。

1.1 健运而能治

"胆者，中正之官，决断出焉。"（《素问·灵兰秘典论》）

少阳（胆）主生发：大气运转，一阳初生，阳根源自肾水，然需得胆气左升，阳气方能渐盛（木生火）。经气旺于夜半子时，此时阴气最盛却有一阳初生。其能量活跃，能令潜藏的"阳"从被"阴"包涵的状态中舒展而出。少阳左升与其内层太阴脾之升清相互影响，故疏达少阳之气能够促进脾中清阳升提。

"三焦者，决渎之官，水道出焉。"（《素问·灵兰秘典论》）

少阳（三焦）为阳枢：枢，《说文解字》释"（枢）户枢也"，示意如门轴，为联络两个或多个不同事物的媒介、交通部门，如中枢、枢纽，为关键、机要之处。《素问·阴阳离合论》载："是故三阳之离合也，太阳为开，阳明为阖，少阳为枢。"结合全句，"少阳为枢"指少阳为太阳之蒸化布表（谓之开）与阳明之收杀潜降（谓之阖）的通路。引申为少阳具有沟通三阳经气血营卫运行的作用。其实不仅限于三阳经，少阳三焦因其遍布周身上下，其间气机运行滑利顺畅，能够成为联络、沟通各个脏腑系统（包括脏腑、经络、孔窍等），输布营卫于各部之间的重要通路。

少阳（三焦）主疏泄：少阳得三焦滑利流通，能够疏泄营卫精微、沟通上下内外，促进和准许其他脏腑精微物质的流通。

三焦主决渎：三焦为"决渎之官"，是网络全身的输布津液精微等物质的通道系统。上焦助心肺敷布营卫，中焦助脾胃输布升提水谷精微，下焦助水气收敛下归膀胱以及水液经膀胱蒸化后的输送呈递。故三焦虽分而在三部，实合而为一用。布散内外，联通上下，涉及水液代谢的多个环节。因此，少阳之气运行出入，游行全身，滑利流畅。故《素问·阴阳类论》称"一阳为游部"，体现其通而不滞、以为枢机之意。三焦掌管决渎是从水液代谢角度强调少阳为阳枢和主疏泄的生理功能。"膜原"实际也属三焦。此外，《灵枢·本藏》称"肾合三焦膀胱"，乃强调三焦所主决渎有助肾与膀胱主水液之职（强调其在下焦的作用），不应据此认为三焦在五行中属水。

1.2 逆乱则为病

"少阳之上，相火主之。"（《素问·天元纪大论》）

"少阳之为病，口苦，咽干，目眩也。少阳中风，两耳无所闻，目赤，胸中满而烦……"（《伤寒杂病论》）

"三焦病者，腹气满，小腹尤坚，不得小便，窘急，溢则水，留即为胀……胆病者，善太息，口苦，呕宿汁，心下澹澹，恐人将捕之，嗌中吤吤然，数唾。在足少阳之本末……"（《灵枢·邪气脏腑病形》）

"相火者，君火之佐也，君行则臣从。足少阳以甲木而化相火，随君火下行而交癸水。癸水之温者，相火之下秘也；君火不藏，则相火亦泻，君相皆腾，是以上热。而上热之剧者，则全缘于相火，相火之性，暴烈迅急，非同君火之温和也。"（《长沙药解》）

少阳失疏：阳气左旋生升与舒展不及。常见如下病证：①阳郁厥逆：少阳生发不足，气滞不得舒展，阳气无以运达四末而致四末厥冷、脉弦短不舒等，多由少阳胆气虚弱或肺金收敛／金郁过度而致（金克木）。②少阳蕴热：（常由太阳经邪气传入所致）少阳疏泄不及，气机不能舒展，内蕴而化热，见口苦、寒热往来等。③清阳下陷：少阳升发不足合并脾不升清而见便溏久泻，甚则畏寒肢冷。④木失疏泄：请参考厥阴肝病证中，阴阳二木相互影响。

枢机不利：少阳为阳枢，联通诸阳经络。若邪入少阳，壅塞决渎，可致水饮痰湿停聚：若因伤寒传入少阳，精微停聚则为水饮；若因湿温之邪入扰三焦，即所谓邪伏膜原；若因阳明湿邪弥漫入三焦（金乘木），扰动少阳风木，则致风痰内起（木愈郁而愈动）。诸邪扰其枢机则乱其沟通联络诸阳经络之职。因三焦分布极为广阔，枢机不利而痰饮为患，无有定处，见症繁杂，故有"百病多因痰作祟"之说。又有偏上焦或偏下焦者，偏于上焦者清窍蒙蔽则见神明扰乱、耳聋、昏眩等，偏于下焦者可见足跗肿胀、阴部潮湿、小便不利等。

少阳相火：少火乃能生气，少阳左升之气当不卑不亢，过之则为亢为逆。相火本当从于君火，虽碌碌却无争，若有争锋之势则属病态。①少阳动风：少阳之气生发过度的动风类病症，见眩晕、冲逆、悸动、肢体摇动等。《灵枢·根结》载："骨繇（摇）者取之少阳。"②风木克土：即木不疏土的对立面，乃木过于疏土。见腹痛而泻，以及肌肉挛急、转筋、抽动、跳动、震颤等皆属此类。常由肝木失柔或少阴君火（心火）不足或邪热扰动而致。（少阳之气亢则为病，故黄元御将其列于右降之位，认为其以顺降为常。但少阳之气不足，即生发疏泄不足，同样为病，过亢与不足皆为病，结合河图甲木之位，故仍列位于左升）

2. 厥阴肝与心包

厥阴：其数地八。"厥阴何也？岐伯曰：两阴交尽也"（《素问·至真要大论》），此时太少二阴将尽，阳之交出。杨上善《黄帝内经太素·寒热厥》载："夫厥者，气动逆也。"阴气本性下降与汇聚，阴气当此位之时反做升散之势，逆于其常性，故曰厥阴。又《素问·阴阳离合论》云："厥阴为阖。"指阴气在此环节收敛而涵养潜藏、勿妄自显露之常。可见厥阴聚中有疏、升中有潜。在脏为肝与心包。厥阴肝经旺于丑时，正是阴之将尽，一阳来复之时。天干之数应于乙，故肝又称"乙木"。

2.1 健运而能治

"在天为风，在地为木，在体为筋，在藏为肝，在色为苍，在音为角，在声为呼，在变动为握，在窍为目，在味为酸，在志为怒。"（《素问·阴阳应象大论》）

"肝者，将军之官，谋虑出焉。"（《素问·灵兰秘典论》）

"肝者，罢极之本，魂之居也，其华在爪，其充在筋，以生血气……此为阳中之少阳，通于春气。"（《素问·六节藏象论》）

"肝之合筋也，其荣爪也，其主肺也。"（《素问·五脏生成》）

"故人卧血归于肝，肝受血而能视，足受血而能步，掌受血而能握，指受血而能摄。"（《素问·五脏生成》）

"食气入胃，散精于肝，淫气于筋。"（《素问·经脉别论》）

"肝藏血，血舍魂，肝气虚则恐，实则怒。"（《灵枢·本神》）

"肝气通于目，肝和则目能辨五色矣。"（《灵枢·脉度》）

"血统于肝，凡脏腑经络之血，皆肝血之所流注也，其在脏腑则曰血，而在经络则为营。"（《四圣心源》）

肝主疏泄：厥阴居左升之关键通道，虽为阴之渐渐收敛，仍应顺畅疏通（疏泄而收敛，并不矛盾）。其生理包括疏泄血液的运行，疏泄脾胃运化，与汗、二便、女子月经和乳汁、男子之精等的排泄和疏泄功能相关，与少阳之疏泄密切相关。

肝主藏血：一指内藏丰富血液，一指保持血液内敛而不外漏。"厥阴常多血少气"（《素问·血气形志》），"肝主血海"（王冰注《素问·五脏生成》），夜卧血归于肝。温暖流动的肝血是肝脏功能的物质基础，以其濡养温和而防止木气过亢。若家中女主，能够调和其夫，既需辅其拼搏，又需制其过亢。冲脉亦有血海之称，《素问·骨空论》载："冲脉为病，逆气里急。"可知肝与冲脉在藏血之生理与易病上冲亢逆之间存在密切关联（二者或同为一物，从不同角度的阐述而已）。

附连血室：血室是肝藏血的延伸，内藏温和流动的血液。血室的温寒受小肠火盛衰的影响，进而厥阴肝血的温寒亦取决于小肠火之盛衰。血暖而充足则肝温而和，血冷则肝寒而刚，血热则肝燥而亢。血室不宜局限于女子胞的解剖范畴。

肝藏魂："随神往来者为之魂。"（《灵枢·本神》）"附形之神为魄，附气之神为魂。"（孔颖达）黄元御："精未结而魄先凝，故魄舍于肺，气魄者，肾精之始基也；神未发而魂先见，故魂舍于肝，血魂者，心神之初气也。气，阳也，而含阴魄，是以清凉而降敛；血，阴也，而吐阳魂，是以温暖而升发。"肝脏对人体非自主意识的调控能力体现为魂（自主意识由心所藏神掌控）。此处非自主意识就是潜意识。

在体合筋、在窍为目、其华在爪、在液为泪：肝脏生理功能（疏泄、营血的营养等）正常与否，影响筋的屈伸、视力视觉、爪甲荣润、泪的分泌等功能。

在志为怒：不论郁怒暴怒，必有疏泄不及；暴怒者因郁而强疏反致太过。

2.2 逆乱则为病

"诸暴强直，皆属于风""诸风掉眩，皆属于肝。"（《素问·至真要大论》）

"厥阴之上，风气主之。"《素问·天元纪大论》

"风胜则动。"（《素问·阴阳应象大论》）

"肝藏血……血有余则怒，不足则恐。"（《素问·调经论》）

"足厥阴气绝，即筋缩引卵与舌卷。厥阴者，肝脉也。肝者，筋之合也。筋者，聚于阴器而络于舌本，故脉不营，则筋缩急；即引卵与舌；故舌卷卵缩，此筋先死。庚日笃，辛日死。"（《难经·二十四难》）

"足厥阴……其别者，径胫上睪，结于茎。其病气逆则睪肿卒疝，实则挺长，虚则暴痒。"（《灵枢·经脉》）

"所谓少气善怒者，阳气不治，阳气不治则阳气不得出，肝气当治而未得，

故善怒。"（《素问·脉解》）

"凡厥者，阴阳气不相顺接，便为厥。厥者，手足逆冷者是也。"（《伤寒杂病论》）

"厥阴之为病，消渴，气上撞心，心中疼热，饥而不欲食，食则吐蛔，下之利不止。"（《伤寒杂病论》）

"盖厥阴肝木，生于肾水而长于脾土。水土温和，则肝木发荣，木静而风恬；水寒土湿，不能生长木气，则木郁而风生。木以发达为性，己土湿陷，抑遏乙木发达之气，生意不遂，故郁怒而克脾土，风动而生疏泄。凡腹痛下利、亡汗失血之证，皆风木之疏泄也。肝藏血而华色，主筋而荣爪，风动则血耗而色枯，爪脆而筋急。凡眦黑唇青、爪断筋缩之证，皆风木之枯燥也……木为水火之中气，病则土木郁迫，水火不交，外燥而内湿，下寒而上热。"（《四圣心源》）

木失疏泄：少阳、厥阴表里二气相互影响，责任密切难分。常见以下情形：①木不疏土：土性壅敦，非得木气治理难以疏达。若木气疏土不及，土气壅满而见纳呆、腹满、便秘、黄疸、鼓胀等症（木不治土，土气反侮）。"木之性主于疏泄，食气入胃，全赖肝木之气以疏达之，而水谷乃化"（《血证论》）。②木气疏泄失常还可造成机体多种物质循行代谢排泄异常。如血、汗、尿、便、精、经血、乳汁等排泄异常。"凡腹痛下利，亡汗失血之证，皆风木之疏泄也"（《四圣心源》）。③木失疏泄可造成男子阴茎之举痿异常。

血瘀：肝藏血、主疏泄，肝血失于疏泄流通则为血瘀，为阴气收敛之势态受阻。《四圣心源》载："盖木性善达，水土寒湿，生气不达，是以血瘀。"血禀肝木温和舒展，过寒过热（热入血室或寒凝血室）、疏泄失常〔少阳枢机不利或肺金（悲忧郁闷）收敛过度（金乘木）〕，陷郁不散乃致。**肝（营）阴虚**：膀胱蒸化水液后有一部分精微流入肝脏以濡养之（水生木），若膀胱蒸化异常（如太阳卫气亏虚）或肾水亏虚无可蒸化（水不生木）而致肝阴虚（请参考水行义－太阳膀胱－蒸化水液）。肝阴虚常继而引起相火内动。**肝血亏虚**：即血虚，肝中所藏之血不足。因营阴需经"奉心化赤"乃化为血。常因脾胃亏虚，营阴化源不足或心火不足，无以温化生新所致。**出血**：出血尤其是下部出血，乃缘于肝不藏血。热入厥阴（热入血室）、寒凝血室、木郁血瘀等导致木气疏泄异常，皆可导致出血（外伤不在此列）。《四圣心源》载："木郁风动，疏泄不敛，是以血脱（下血）……肝血下脱，则遗泄于便溺。"症见肠风下血、热毒血痢和温病热入心营的吐衄发斑（伏气温病所说：冬受寒邪，蕴热不宣，至夏而发，亦从厥阴血分出《伤寒总病论》）等，以及肝脾虚寒的二便带血、妇女经血过多等等。

肝魂不敛：肝藏血、血摄魂，血虚或血瘀则肝魂不安，而见梦绕纷纭、寐浅、梦呓等症。

相火动风：即肝风内动，或因肝阴虚/血虚无以制阳（血虚生风），或血瘀木郁，或因水亏不生木（水不涵木），或因太阳膀胱亏虚不能蒸化以濡养等，正风越弱则邪风越盛，见麻木（木为血不荣、麻为枯生风）、中风偏枯、眩晕、震颤、冲逆、奔豚、惊悸，以及依时间规律反复发作的症状等。情形之一，风木乘土："脾之合肉也……其主肝也。"（《素问·五脏生成》）因脾主腹、主四肢肌肉，木病乘土（如因肝营/血亏虚、筋失荣润等）或土虚木乘，可致腹中挛痛与肢体挛急、抽动、中风后肢体抽掣不舒等的各种挛急。正如《素问·痿论》所言："肝气热，则胆泄口苦筋膜干，筋膜干则筋急而挛，发为筋痿。"所谓"肝苦"之"急"，属"相火"。或因肝木失濡养；或因君火卑微而相火僭越无制；或因君火不足而寒气收引（水乘火而生木）；或因君火不足，无力暖土，土虚亦易被木乘；或因膀胱蒸化不利，寒水聚而生风（水生木）。

热入血室/热灼血络：或邪从少阳传入厥阴（表里传），或邪从太阳熏灼血室而来（太阳小肠温暖下焦过度），或从阳明气血热盛而来（阳明多气多血，阳明经热盛由气传血，如《伤寒杂病论》载："阳明病，下血谵语者，此为热入血室。"亦即温病所谓热从气分入血分）。常见症如：①动血、出血、斑疹：热入血室，肝不藏血所致；②扰动心神：血室属肝，心包属厥阴，故其间关系紧密相连，热在血室便是热在厥阴，心包受其热，扰及心君神明，故血室之热常见心神扰乱（轻则心烦、如狂，重则谵语、发狂）。总之三阳之病皆可传热入血室。

寒凝血室/寒凝血瘀：小肠火不足，不能温煦下焦；或瘀血久结，阳气不能宣通。常见痛经、闭经、不孕、癥瘕、癃闭等。

厥逆、寒痹：厥阴居阴尽出阳之位，若"阴阳气不相顺接便为厥"（《伤寒杂病论》），即厥阴失疏泄则造成阴气或阳气不能舒展，而见手足厥冷、厥逆疼痛、胸痹心痛等（甚至郁阳蕴而生热，以致寒热夹杂）。

"心者，五脏六腑之大主也，精神之所舍也，其脏坚固，邪弗能容也。容之则心伤，心伤则神去，神去则死矣。诸邪之在于心者，皆在于心之包络。"（《灵枢·邪客》）

心包：①代心受过：某些疾病累及心神，致神志异常，不言心病，而称心包"代心受过"。常见于伤寒"热入血室"及温病"热入心包/逆传心包"，症见神昏、谵语、发狂或伴抽搐、惊厥等。实际上，邪气未必不可入心。②热入营血：温病热盛动血见吐血、衄血、斑疹等症，笔者认为此证实乃"热入血室"

动血（详见木行义－厥阴肝－出血），由太阳卫分、少阳气分或阳明气分传入（详见土行义－阳明胃－热传厥阴）。

火行义

火行为阳气上升至鼎盛、阴气全然内涵的态势，同时又是阳衰之始、阴生之刻。应于南方，通于夏气，犹如旭日皓曜当空、繁荣茂盛之状，贵以升明之德。"火曰炎上"指其位居至高而其性能温煦普照四方。在人体脏腑应于太阳小肠和少阴心，二者为机体阳热之源。阳火普照，和煦暄离，固藩却祟；阴火内藏，一点真阳，命之所守。

1. 太阳小肠

太阳小肠：其数天七。火之腑也，腑属阳，热力根源于心中元阳，而发越热能于外。经气旺于未时，此时阳气最盛，亦称"巨阳""三阳"。天干之数应于丙，又称"丙火"。

1.1 健运而能治

"小肠者，受盛之官，化物出焉。"（《素问·灵兰秘典论》）

卫外固表： 太阳布散卫气于肌表，以发挥防御外邪、固摄营阴、温煦肌表的作用，故曰"太阳为开"（《素问·阴阳离合论》）。太阳小肠与太阳膀胱协同发挥卫外固表之职。太阳膀胱属水、居下焦，由以下三途得阳气于太阳小肠：①小肠卫阳依赖肺金与阳明的肃降下达膀胱；②小肠经气在未－申相交时传至于膀胱而温暖之；③小肠居膀胱之旁，以其热温煦膀胱。太阳卫外，赖于经中阳气即"卫气"，而卫气源自少阴心中元阳，故有"卫出上焦"之说。《灵枢·卫气》曰："足太阳……标在两络命门""手太阳……标在命门之上一寸也。"命门为督脉一穴，说法虽异，但不论如何解释其阳气来源，均体现太阳经富含卫气阳热作用。

主温煦： 小肠属火，因其为腑，故属阳，其秉性阳之极而躬居下焦，能够温暖周身，少阴心中元阳为其热力来源。①温煦脾阳：脾主腹，小肠居于腹中，小肠火对脾土运化升清的支持作用缘于火能暖土，故曰："小肠者，受盛之官，化物出焉。"（《素问·灵兰秘典论》）②温煦膀胱：太阳小肠经气流注太阳膀胱，辅助膀胱的卫外和气化水液功能；③温暖血室（肝血）：包括胞宫、精室，维持肝血的温和流动以及男精、女经溢泄如常；④和暄四肢及周身。小肠火之温煦功能依赖于心中充沛的元阳（来源充足）以及肺金与阳明的正常肃降（道路

畅通)。

1.2 逆乱则为病

"阳受气于上焦，以温皮肤分肉之间。今寒气在外，则上焦不通，上焦不通则寒气独留于外，故寒慄。"(《素问·调经论》)

"太阳病，或已发热，或未发热，必恶寒。"(《伤寒杂病论》)

"太阳卫外之气也，若病太阳之气，则通体恶寒，若病太阳之经则背恶寒。"(《伤寒论浅注》)

卫表不固：太阳经卫气不足，不能固戍温煦肌表（请详见水行义 - 太阳膀胱 - 卫表不固），可见恶寒、自汗、漏汗等症。《伤寒论浅注》称："（太阳病）有因风而始恶寒者，有不因风而自恶寒者。"表明存在虽无邪气外犯，但其他原因令卫气不能任其职于表的情形。

邪犯太阳：因"太阳主表"，外邪先犯太阳经，影响太阳经气运行，卫气与邪气处相争之势，见恶寒发热以及太阳循经部位（头身肢体）的疼痛（详见水行义 - 太阳膀胱 - 邪犯太阳）。

营卫失和：风为阳邪，其性开泄。风邪外袭太阳，卫气被邪风所扰而耗泄，不能守护，故见恶风，营气失摄，因而自汗。亦有不因外受邪风而起者，此类多因脾胃亏虚不能化生营卫或水饮阻碍不能上承 / 布散营卫者（请参考金行义 - 营卫失和）。

阳虚不温：外邪侵扰太阳，或久病重病而少阴火源乏竭所致小肠火不足，不能主温煦所致。脾寒失温则清阳不升而虚冷下利；膀胱不温则清寒不得化气而小溲频数或癃闭水肿；血室不温则成寒凝血瘀；男子精室不温则精液清稀，虚冷不育；女子胞宫不温则经迟、痛经，宫寒不孕；四肢（尤其下肢）不温则厥逆；若是阳弱曦微周身不温内外凄清，恶风蜷卧、肢厥体寒，多非单纯太阳，为兼少阴心阳不足。

热入血室：太阳受邪，温煦过度，邪热燔灼血室而表现为烦狂谵妄、衄血发斑等血分热证（请详见厥阴肝 - 热入血室）。

2. 少阴心

少阴心：其数地二。火之脏，脏属阴，为火中之阴，内藏全身热能之源。经气旺于午时，此时正当日中，阴之所始起于火中。天干之数丁，又称"丁火"。

2.1 健运而能治

"在天为热，在地为火，在体为脉，在藏为心，在色为赤，在音为徵，在

声为笑，在变动为忧，在窍为舌，在味为苦，在志为喜。"（《素问·阴阳应象大论》）

"心者，君主之官也，神明出焉。"（《素问·灵兰秘典论》）

"心者，生之本，神之变也，其华在面，其充在血脉，为阳中之太阳，通于夏气。"（《素问·六节藏象论》）

"心之合脉也，其荣色也，其主肾也。"（《素问·五脏生成》）

"少阴之上，热气主之。"《素问·天元纪大论》

"君火以明，相火以位。"（《素问·天元纪大论》）

"壅遏营气，令无所避，是谓脉。"（《灵枢·决气》）

"中焦亦并胃中，出上焦之后，此所受气者，泌糟粕，蒸津液，化其精微，上注于肺脉，乃化而为血。"（《灵枢·营卫生会》）

"营气者，泌其津液，注之于脉，化以为血，以荣四末，内注五脏六腑，以应刻数焉。"（《灵枢·邪客》）

"中焦受气取汁，变化而赤，是谓血。"（《灵枢·决气》）

"心藏脉，脉舍神，心气虚则悲，实则笑不休。"（《灵枢·本神》）

"五脏化液，心为汗。"（《素问·宣明五气》）

"心气通于舌，心和则舌能知五味矣。"（《灵枢·脉度》）

内藏元阳："元，始也"（《尔雅》），元阳即真阳，阳之根本，藏于少阴心。元阳是温煦周身和推动生命活动的根本，离此则生命立陨。（一说"元阳"藏于少阴肾或命门。笔者认为，此元阳非彼元阳，其藏于肾中之阳当为阳精，详见水行义－少阴肾－肾主藏精。无奈几千年流传，名实流衍，同名异意）

温煦太阳：心中元阳是太阳小肠热能的源泉，并通过太阳小肠间接温煦全身诸脏腑。亦即，心脏温煦周身的功能需要通过太阳小肠来实现，对于周身脏腑来说，直接感受到的是来自小肠的热量。自然界同理，虽于午时日中阳气最足，却需到未时天地间热气才达最盛，气温最高。心为君主之官，故此火又称君火，为统御全身之火。

心主血："诸血者，皆属于心"（《素问·五脏生成》）。①化生血液：营气流入心脏，在心火的作用下变化为红色的血液。②血养心神：心神之所养，赖于脉中的血液。

心主脉：脉气运行依赖心阳的鼓动。

心藏神：心所藏之神，广义包括一切精神活动（自主与非自主意识），狭义为所能自主控制的思维意识。心与神有如下关联：①少阴为阴枢，枢即交通、联系沟通，阴枢通畅则心窍灵通。②心神功能正常依赖心阳的充足与心阴（营血）的濡养。

在体合脉、在窍为舌、其华在面、在液为汗：血脉运行、舌的味觉和动作、面色夭泽、汗出功能均与心脏生理功能相关。**在志为喜**：喜乐之度，与心脏正常生理功能相互关联。

2.2 逆乱则为病

"诸痛痒疮，皆属于心。"（《素问·至真要大论》）

"心藏神……神有余则笑不休，神不足则悲。"（《素问·调经论》）

"手少阴气绝，则脉不通；脉不通，则血不流；血不流，则色泽去，故面色黑如黧，此血先死，壬日笃，癸日死。"（《难经·二十四难》）

"少阴之为病，脉微细，但欲寐也。"（《伤寒杂病论》）

心火余热：常因痰、湿、食、实等阻碍右降之路，导致的心火不能潜降，郁积于上的热证，热扰心神而见懊恼、烦躁、难寐、发狂、谵妄等，血脉热盛，熏灼肌腠而生疮疮；以及太阴肺热、阳明胃热、阳明大肠热等证均为有余之心火迫于相应脏腑所致。不包括肾水亏虚的阴虚火旺（见水行义–少阴肾–肾阴虚）或心营亏虚不能制火的阴火（见土行义–太阴脾–气虚发热）所致相对亢盛。"诸痛痒疮，皆属于心"（《素问·至真要大论》），瘙痒疮疡可由心火熏灼所致。究其心火成因，多因右旋降路受阻所致。如阳明湿阻右路，心火下迫阳明，熏灼肌肉；或肺金津燥，肃降不及，心火下迫肺金，灼于皮肤。

水火未济、上热下寒：多种原因阻碍阴阳圆周升降运动，使心火不得右降入肾水、肾水不能左旋上承，而见下寒、上热的病证。

相火僭越："君火以明，相火以位"，君，指少阴心；相，此处指肝胆。意为君火贵乎明亮充足，相火则以安职本分为常。君火卑微则相火僭越无制，妄行君火之事，发为风木上冲、亢逆无制之证，可见悸动、眩晕、昏花、奔豚、抽搐震颤、头身疼痛等。（请参考前文中"木行义–少阳相火"与"木行义–相火动风"）

心阳虚／元阳亏虚：少阴君火不足（甚至元阳微弱）类证，元阳黯然，周身失温，可见厥逆脉微，无以化赤生血可致血虚，以及火微水盛，水邪泛溢，湮没胸阳的胸痹、心悸、喘息、水肿等病证。**阴阳离决**：元阳将绝，火位无阳以配肾水，肾中阳精浮越而出妄图衡制寒水，反成浮越假热之象。病至此时，阴阳背离，性命将倾矣。

心血虚：血昼行于心、夜归于肝，肝血虚与心阳微弱，无以化生等，皆可导致心血虚。**心气虚**：心气指脾胃上承奉心之营气。心气虚乃因脾胃化生营气不足，不能上供于心所致（或有将心阳称心气者，因造成概念内涵重叠，不妥）。"汗为心液"，汗出过多，耗营伤血，连累损耗心营／血。

心神不安：心藏神，心之虚实证皆可导致神明不安，常见如下几种情形。心神失养：心营、心血无以养心，以致神明不用。热扰神明：心火过亢或热扰心包（热入心营）而致神明不安。**心窍闭阻**：痰瘀水饮等邪秽痹阻心窍，使心神失明而见昏冒、谵妄等症。

土行义

土行为升降之轴，与外周四维相呼应。土居中州，寓中正之意，应于中央、通于长夏之气。土气旋转而化生万物，贵以备化之德。在人体脏腑应于太阴脾与阳明胃，是人体阴阳升降的枢纽。"脾为孤藏，中央土以灌四傍"（《素问·玉机真藏论》）。"土分戊己，中气左旋，则为己土；中气右转，则为戊土。戊土为胃，己土为脾。己土上行，阴升而化阳，阳升于左，则为肝，升于上，则为心；戊土下行，阳降而化阴，阴降于右，则为肺，降于下，则为肾""土者，水火金木之中气，左旋则化木火，右转则化金水，实四象之父母也"（《四圣心源》）。脾的上升与木行阳气的左升相应，胃的承降与金行阴气的右降相承。脾胃之间一升一降，相反相承。其余脏腑的升降运动必以此为轴。《长沙药解》曰："土者，水火之中气也。戊土不降，故火不交水而病上热；己土不升，故水不交火而病下寒。""脾胃者，仓廪之官，五味出焉"（《素问·灵兰秘典论》），其为后天之本，故曰"土爱稼穑"。阳土降轴，艮守镇水，氤氲化物；阴土升轴，载物坤德，奉精上承。

1. 阳明胃

阳明胃：其数天五。土之腑也，中轴右转之枢。天干之数应于戊，又称"戊土"。

1.1 健运而能治

"足阳明，五脏六腑之海也，其脉大，血多，气盛，热壮。"（《灵枢·经水》）

胃气主降：阳明胃居中轴下降一端，其承降与金行（阳明大肠和太阴肺）的下降运动相互影响。阳气的右降可以通过宣泄以消减或承降以归潜。右气和降则气收归水，故曰"阳明为阖"（《素问·阴阳离合论》）。胃经旺于辰时，承接阳明大肠经气，两阳明经均受木气疏泄影响（请参考金行义－阳明大肠－传导之官）。

胃主受纳、腐熟水谷：接受饮食水谷，并在胃阳的作用下腐熟水谷，将其转化为脾能够升清的水谷精微。阳明水谷精微充足，因而其气血盈满，故称"阳明常多气多血"（《素问·血气形志》）。

胃主肌肉：指胃中水谷精微藉由脾阳升清，进而能够濡养四肢肌肉。

1.2 逆乱则为病

"胃病者，腹膜胀，胃脘当心而痛，上肢两胁，膈咽不通，食饮不下。"（《灵枢·邪气脏腑病形》）

"胃胀者，腹满，胃脘痛，鼻闻焦臭，妨于食，大便难。"（《灵枢·胀论》）

"阳明之为病，胃家实是也。"（《伤寒杂病论》）

"足阳明……实则狂颠，虚则足不收，胫枯。"（《灵枢·经脉》）

蕴生痰湿：阳明胃本应受纳腐熟水谷，并由脾升水谷精微以上承心肺等部。若久病体虚，胃气虚弱，或外邪侵扰胃气，或脾虚升清不及，精微未及上承而滞留，则易变为痰饮水湿之类。痰湿属水邪，水为木之母，因而其又易于化风动风。此外，中焦水湿弥漫可直接侵入三焦而化风。

胃失和降：痰饮、水湿、食积、寒饮等病理因素阻滞胃气右旋承降之路而致胃失和降。胃失和降则阳气潜降不及，郁滞于火行而见热证。胃失和降与金行（阳明大肠和太阴肺）的承降功能失调密切相关。具体而言可出现以下几类病证：①胃不受纳：痰、湿、食、寒（阳明易生热证，但也有寒证）、燥等皆可导致失和降而受纳不能，见呃逆、嗳气、恶心、呕吐、痞满、脘腹胀满等症。②阳明经热证、阳明腑实证：包括阳明经阳气不能宣泄所致的郁而积热的阳明经热证和阳明胃腑腑气不降所致的阳明腑实证。③上热（下寒）证："胃降则心肺亦降，故金火不滞。火降则水不下寒，水升则火不上热。平人下温而上清者，以中气之善运也。"（《四圣心源》）阳明承降是心与小肠之火右旋而敛降（阳气右降）的动力。阳明不降则心肺之热有余。又因火不能降而暖下焦，常兼下寒（详见火行义－太阳小肠－主温煦）。其不降之由常因痰饮、水湿、食积等。④上部出血：因阳气不能随其和降而郁为上热，热迫血动，故常见上部出血。肺胃气逆不降，热气熏之，金失收敛而见咯血、鼻衄；胃热灼络气逆，热伤胃络而吐血。"肺血上流，则吐衄于口鼻。以血在下焦则宜升，而既升于上，则又宜降。降者，肺之所司，缘肺金主收，收气盛则血降，收气不足，则血涌而上溢也。而肺血之上溢，总由阳明之虚。以血秉木气，但能升而不能降，升而不至于上溢者，恃肺金之善敛。肺金之收敛者，胃土之右转也……其脱（出血）于便溺，则由肝脾之寒；其脱于口鼻，或缘肺胃之热。"（《四圣心源》）

邪蕴肌肉：因胃主濡养四肢肌肉，中焦（阳明胃）湿热，则肌肉间水谷精微（营阴）郁滞，加之阳明本就多气多血，郁热蕴生，热盛肉腐见阳证痈疽疔疮等。

热传厥阴："阳明常多气多血"，厥阴肝又主藏血，故阳明气血热甚，熏灼血室，热传厥阴（本质上属热入血室，请参考"木行义－厥阴肝－热入血室"），症见动血斑疹、喜忘谵语癫狂（"实则狂颠"）等（即温病所谓温热由气分入营分、血分）。

2. 太阴脾

太阴脾：其数地十。土之脏也，中轴左升之枢。天干之数应于己，又称"己土"。

2.1 健运而能治

"在天为湿，在地为土，在体为肉，在藏为脾，在色为黄，在音为宫，在声为歌，在变动为哕，在窍为口，在味为甘，在志为思。"（《素问·阴阳应象大论》）

"太阴之上，湿气主之。"（《素问·天元纪大论》）

"脾胃（大肠、小肠、三焦、膀胱，此八字当属衍文）者，仓廪之本，营之居也，名曰器，能化糟粕，转味而入出者也，其华在唇四白，其充在肌，其味甘，气色黄，此至阴之类，通于土气。"（《素问·六节藏象论》）

"脾胃者，仓廪之官，五味出焉。"（《素问·灵兰秘典论》）

"脾之合肉也，其荣唇也，其主肝也。"（《素问·五脏生成》）

"脾病而四支不用，何也？岐伯曰：四支皆禀气于胃，而不得至经，必因于脾，乃得禀也。今脾病不能为胃行其津液，四支不得禀水谷气，气日以衰，脉道不利，筋骨肌肉皆无气以生，故不用焉。帝曰：脾不主时何也？岐伯曰：脾者土也，治中央，常以四时长四藏，各十八日寄治，不得独主于时也……帝曰：脾与胃以膜相连耳，而能为之行其津液，何也？岐伯曰：足太阴者三阴也，其脉贯胃属脾络嗌，故太阴为之行气于三阴。阳明者表也，五脏六腑之海也，亦为之行气于三阳。脏腑各因其经而受气于阳明，故为胃行其津液。"（《素问·太阴阳明论》）

"脾藏营，营舍意，脾气虚则四肢不用，五脏不安，实则腹胀经溲不利。"（《灵枢·本神》）

"脾气通于口，脾和则口能知五谷矣。"（《灵枢·脉度》）

"（脾）主裹血。"（《难经·四十二难》）

"缘脾土磨化，全赖于火，火为土母，火旺土燥，力能克水，脾阳蒸动，水

谷精华，化为雾气，游溢而上，归于肺家，肺金清肃，雾气降洒，化而为水，如釜水沸腾，气蒸为雾也。"（《四圣心源》）

脾主运化、主升清：脾气左旋而升，相应木行气上升之势，脾将胃所受纳并腐熟的饮食中的水谷精微（即"营"）上输至肺［"脾气散精，上归于肺""（脾）为胃行其津液"，土生金］，进而在心肺阳气的作用下将"营"布撒全身。脾阳主升清，即升提水谷精微之动力；脾阴（属营阴）为所升提之精微。脾阳升清依赖小肠火的温煦（火生土）以及木气的疏泄（木治土）。

脾主统血：①"谷入于胃，脉道以通，血气乃行"（《灵枢·经脉》），脾胃中焦化生精微为血液生成物质本源；②"（脾）主裹血"（《难经·四十二难》），"盖脾统血，脾气虚则不能收摄"（《景岳全书》），血液运行在脉中，依赖脾阳的收摄，此又与肝之疏泄密切相关。

在体合肉、主四肢："四支皆禀气于胃，而不得至经，必因于脾，乃得禀也"（《素问·太阴阳明论》）。胃化水谷而出精微，脾阳升提其精微以濡养四肢、肌肉（见前文阳明胃－胃主肌肉）。**在窍为口、其华在唇、在液为涎**：脾升精微而濡养口唇、化生涎水，口唇夭泽、涎水之量质均受脾胃功能影响。**在志为思**：脾胃后天之本，奉精微以养心而能思；思虑过度反伤脾胃。

2.2 逆乱则为病

"诸湿肿满，皆属于脾。"（《素问·至真要大论》）

"足太阴气绝，则脉不营其口唇。口唇者，肌肉之本也。脉不营，则肌肉不滑泽；肌肉不滑泽，则人中满；人中满，则唇反；唇反，则肉先死。甲日笃，乙日死。"（《难经·二十四难》）

"太阴之为病，腹满而吐，食不下，自利益甚，时腹自痛。若下之，必胸下结硬。"（《伤寒杂病论》）

"痰饮者，肺肾之病也，而根原于土湿。肺肾为痰饮之标，脾胃乃痰饮之本……缘足太阴脾以湿土主令，手太阴肺从湿土化气，湿旺脾亏，水谷消迟，脾肺之气，郁而不宣，淫生痰涎。"（《四圣心源》）

脾失运化、清阳下陷：脾阳虚升清不及，水谷精微（营）随糟粕而下，见泄泻、便溏、大便黏腻，或精微不能升提输布，反停聚中焦而化生水湿痰饮。常因于小肠火虚，脾脏失其温煦，或木气失于生发疏泄，或木气疏泄过度［肝木犯土（见木行义－厥阴肝－肝木乘土）或土虚木乘］。**气虚发热（"阴火"）**：脾虚不升清，精微不能上承，（土不生金）以致心肺营阴亏虚，心火相对虚亢，虚火刑肺而成"阴火"。**脾虚痰饮**：脾阳虚弱，升清不及，精微留聚变作痰饮，又常母病及子，痰饮阻肺以致咳嗽痰喘等症。

脾虚下血：脾阳不足而血溢脉外，常兼肝木疏泄失常（或因于寒、或因于热），土木左气升清疏散异常也。常见为下部出血。"其脱（出血）于便溺，则由肝脾之寒；其脱于口鼻，或缘肺胃之热"（《四圣心源》）。

肌肉失养：倦怠乏力、肌肉萎缩、肢体懈惰下垂等肌肉失养可因脾不升清，精微不能布散以濡养肌肉所致。"实则阳明，虚则太阴"，因精微不能上承，下注反作湿浊，可兼有阳明胃痰饮证候。

金行义

金行是阳气经过宣泄潜降而从繁盛转为平寂，阴气逐渐汇聚强盛的态势。位居右而本性肃降、收杀。应于西方、通于秋气，如斜晖西沉、雨露洒布、江河流汇、子实叶落，以备封藏，贵以审平之德。称"金曰从革"，革即弑旧立新，终旧篇以启新章。在人体脏腑应于太阴肺与阳明大肠。二气右旋而降，以承心火下降之路，以泽肾水封藏之资。阳金宣降，乾秋清燥，发散耗泄；阴金洒陈，泽如雨露，敷布流汇。

1. 阳明大肠

阳明大肠：其数天九。其性承降，阳气在此逐渐下降收敛或发泄消散。其阳热不及太阳，故又称"二阳"。天干之数应于庚，又称"庚金"。

1.1 健运而能治

"大肠者，传导之官，变化出焉。"（《素问·灵兰秘典论》）

亦主承降：顺承气之右降下行，与中轴胃气承降和肺金肃降之势密切相关、相互影响。

传导之官：其势下行，尤其体现在将饮食糟粕向下传导并排出体外的生理职能。其经气旺于卯时，此时受少阳疏泄之气辅助，故卯时晨起前后得便意而更衣者甚合天意。

1.2 逆乱则为病

"大肠胀者，肠鸣而痛濯濯，冬日重感于寒则飧泄不化。"（《灵枢·胀论》）

承降不及：因其与阳明胃同秉承降之性，其病机同阳明胃中"阳明热/实证"与"上热（下寒）证"。起居失常，阴阳逆乱，扰乱阳明承降与少阳疏泄等，均会影响大肠传导。大肠湿热：大肠位处下焦，小肠之外，得小肠火之温暖而能传化糟粕。若有饮食不节、外邪侵袭，精微不化，反作湿邪，湿邪阻碍小肠火之阳气右降则积为湿热，症见泄泻臭秽、黏腻灼肛；甚者可因热盛迫血妄行，导致便血肠风，则属厥阴动血（金乘木）。

承降过度： 见滑泄无度、泻利不止，缘于肃降过度、传导失常。

2. 太阴肺

太阴肺：其数地四。禀金性而肃杀、收敛。能肃降阴气使其汇聚渐盛、能开泄阳气使其消耗渐弱，使气渐归于水中。天干之数应于辛，又称"辛金"。

2.1 健运而能治

"在天为燥，在地为金，在体为皮毛，在藏为肺，在色为白，在音为商，在声为哭，在变动为咳，在窍为鼻，在味为辛，在志为忧。"（《素问·阴阳应象大论》）

"肺者，相傅之官，治节出焉。"（《素问·灵兰秘典论》）

"肺者，气之本，魄之处也，其华在毛，其充在皮，为阳中之太阴，通于秋气。"（《素问·六节藏象论》）

"肺藏气，气舍魄，肺气虚则鼻塞不利少气，实则喘喝胸盈仰息。"（《灵枢·本神》）

"肺之合皮也，其荣毛也，其主心也。"（《素问·五脏生成》）

"诸气者，皆属于肺。"（《素问·五脏生成》）

"肺气通于鼻，肺和则鼻能知臭香矣。"（《灵枢·脉度》）

"气统于肺，凡脏腑经络之气，皆肺气之所宣布也，其在脏腑则曰气。"（《四圣心源》）

肺气主降（主肃降、主宣发）： 天降雨露，布泽万物，汇聚为水。此金气右旋肃降以化为水之天象。呼为宣发、吸为肃降，虽呼吸动作方向看似相反，但从金行内涵分析，宣发即是开泄，皆为阳气之耗散下行动作。其生理功能包括：①维持正常呼吸功能；②协同大肠，潜降收敛全身气机，令阴精与阳气皆能从火潜降归水；并维持其节度，使其不至于过度下降；③肺气通过宣发动作，将脾上承来的精微布散至周身，如雨露之润泽，故称"肺为水之上源"（《医方集解》）。《素问·阴阳离合论》曰"太阴为开"，强调肺（与脾）宣发布散精微的职能。水液经此代谢环节后，再经过"通调水道，下输膀胱"（《素问·经脉别论》）的过程下归于水，使阴气逐渐隆盛。

肺朝百脉： ①肺接受脾胃传来的精微，以其宣发之力并借助心阳发散向全身以营养周身（不仅仅是皮肤、毛发等肺系所属）。正如《灵枢·决气》所称"上焦开发，宣五谷味，熏肤、充身、泽毛，若雾露之溉"，以及《素问·经脉别论》所载"食气入胃，浊气归心，淫精于脉。脉气流经，经气归于肺，肺朝百脉，输精于皮毛。毛脉合精，行气于府，府精神明，留（流注）于四藏"的动作过程。属于阳气之开泄、下降动作。②"朝"通潮，与脉搏的形成与节律有关。③脉中血液濡养肺脏。

肺主表：肺"在体合皮、其华在毛""其充在皮"。肺以其宣发之力布散精微（营卫）至皮肤，以发挥营卫的固护和营养肌表之功。也就是说：①卫气需借助肺的布散才能到达肌表，发挥防御外邪之职；②肺气主表需要充足的脾胃上输而来的营卫之气。此亦阳气之开泄动作。

肺主治节：《素问·灵兰秘典论》："肺者，相傅之官，治节出焉。""治节"为名词，"治"为规则而有序的状态，"节"指度和规律，"出"为呈现之意。体现在肺的宣发与肃降功能，其治节如常，则十二经气血运行各守其职、循其时、遵其度，营卫循行布散与收敛节度有序等。

肺藏魄："并精而出入者谓之魄"（《灵枢·本神》）。"精"指气血津液等精微物质，魄与这些物质运行出入有关。孔颖达："附形之神为魄，附气之神为魂。"黄元御："精未结而魄先凝，故魄舍于肺，气魄者，肾精之始基也。"肺脏对人体有形物质运行输布的调节能力体现在魄。此有形物质包括呼吸出入之气、经络循行之营卫、脏腑成形之血肉等。

在体合皮、其华在毛：①肺脏功能与皮肤、毛发之荣润夭泽互相影响。②卫气源于心火而密布于太阳，但因卫气发挥防御固摄功能主要在肺系统的皮肤腠理，并且卫气布散肤腠需要借助肺气的正常宣发，故太阳之主表与肺主表是密切相关而又有区分的。在窍为鼻、在液为涕：鼻窍通利，涕之分泌正常依赖肺脏的功能正常。在志为忧（悲）：悲忧过度则气郁不疏，气敛而聚，失于疏泄（金乘木）。"愁忧者，气闭塞而不行"（《灵枢·本神》），悲伤愁忧，金气不泄，金郁克土，令木失疏泄。

2.2 逆乱则为病

"诸气膹郁，皆属于肺。"（《素问·至真要大论》）

"肺藏气……气有余则喘咳上气，不足则息利少气。"（《素问·调经论》）

"手太阴气绝，即皮毛焦。太阴者，肺也，行气温于皮毛者也。气弗营，则皮毛焦；皮毛焦，则津液去；津液去，则皮节伤；皮节伤，则皮枯毛折；毛折者，则毛先死。丙日笃，丁日死。"（《难经·二十四难》）

"足太阴之湿盛，则辛金从令而化湿，是生湿嗽；手阳明之燥盛，则戊土从令而化燥，是生燥咳。"（《四圣心源》）

"肺中清气，氤氲如雾，雾气飘洒，化为雨露，而输膀胱，则痰涕不生。肺金不清，雾气瘀浊，不能化水，则凝郁于胸膈而痰生，熏蒸于鼻窍而涕化，痰

涕之作，皆由于辛金之不降也。"(《四圣心源》)

　　"清道堵塞，肺气不布，由是壅嗽发喘，息短胸盛，眠食非旧，喜怒乖常。盖痰饮伏留，腐败壅阻，碍气血环周之路，格精神交济之关，诸病皆起，变化无恒，随其本气所亏而发，而总由脾阳之败。"(《四圣心源》)

　　肺卫亏虚、肌表不固：肺脏宣散不及［或由于肺气虚（布散营阴乏力），或因脾不升清供给不足、或因中焦水饮等阻碍］，卫气不能借由肺气以输布肌表，故见类似太阳卫表不固证，见自汗、易感外邪；还可表现为肺虚无力托举疮疡之毒，易致疮毒内陷，久不溃透。**营卫失和**：肺表依赖卫气固护，而营卫源自脾胃后天。若因精微停聚中焦，化作水饮不能上承，或因脾胃虚弱，精微化源不足等原因，不能变作营卫随肺气敷布肌表，则表卫阳不能调和于营阴，见恶寒发热等证。此时不能一味解表和营卫，治病当求因，或运化停饮，或健运脾胃等，令营卫输布于肺表则寒热自和。另有因风邪外袭太阳所致的营卫失和，属太阳病，因卫气被邪风所扰而耗泄不能守护，营气反受连累而外泄。**肺气失固**：治节不及、过度开泄之证，或见肺虚喘促，或见肌表不固（肺虚不能布散卫气以固表），或因影响大肠的传导功能而致滑泻便溏等等。

　　风寒闭肺：外寒直中太阴肺，寒邪收敛卫气，使其闭塞不能达表卫外故恶寒，肺中营阴亦随之不得布散故无汗之证。仲景谓之太阳伤寒。因此证肺金闭郁，易并发停痰留饮郁热。

　　肺失肃降、肺失宣发：不论内伤外感、寒热虚实诸因，病发于肺均可导致金气闭郁，失于右降，上逆而咳嗽喘促。

　　痰饮停肺：肺朝百脉，布散营阴至全身，称"肺为水之上源"。若因邪气干忤、情志失遂等导致宣泄失利，则营阴停聚而为痰湿水饮，或见咳喘，或见水肿，或见发黄、黄汗。若脾胃有痰饮停聚，则可直接导致痰饮停肺，此为母病及子，"大凡阳虚土败，金水埋菀，无不有宿痰留饮之疾"(《四圣心源》)。肺失肃降／宣发与痰饮停肺常相互影响，且常因之影响心火右降而易于化热。

　　痹阻胸阳（胸痹）：胸为肺之府，肺失宣泄则闭郁不得开，胸阳（心肺之阳气）不能宣发之证。气郁、痰饮、水湿等皆可闭阻胸阳。

　　肺营（肺阴）亏虚：或因外邪耗损（风能胜湿故，外受风邪可耗伤肺津，以及暑热迫津外泄，耗损精微等）或因土虚不能上输精微归肺以濡养之（土为金之母），或久病而耗津伤血，或病血瘀肺络失养（肺朝百脉，脉络瘀阻则肺气布散精微不利），令肺中津液枯燥而肃降失和，见症咳喘、口干咽燥、皮肤干燥脱屑（血燥不荣者可见肌肤甲错）等。

水行义

水行为阳气藏内、阴气盛极之态。位居下而主封藏。阴气至盛、阳气全然静藏之时，又是一阳之气将出之刻。继承金行右降之收敛而藏之；又为乙木阳升化火之源。应于北方、通于冬气，如万物蛰藏、寒夜宁静，却蕴含生发之源，贵以顺静之德。"水曰润下"指其封藏而滋润周身各脏腑之职能。在人体脏腑应于太阳膀胱与少阴肾。阳水太阳，冬日悬阳，蒸化遣阴；阴水归坎，精微冬藏，秘而不彰。

1. 太阳膀胱

太阳膀胱：其数天一。水之腑也，水中之阳，为阳气之初始。虽地处阴寒，但因得卫气于太阳小肠而能温运寒水，故亦称"太阳"。经络循行接续太阳小肠经，经气旺于申时。天干之数应于壬，称"壬水"。

1.1 健运而能治

"巨阳者，诸阳之属也，其脉连于风府，故为诸阳主气也。"（《素问·热论》）

"膀胱者，州都之官，津液藏焉，气化则能出矣。"（《素问·灵兰秘典论》）

"太阳之上，寒气主之。"（《素问·天元纪大论》）

卫外固表：太阳经具有卫外固表的作用，由太阳小肠协同太阳膀胱而为功。而太阳膀胱禀受卫气于太阳小肠，故能当此重任（详见火行义 - 太阳小肠 - 太阳主卫外）。

化气行水：水谷精微经脾之上承与心肺的布散（营阴）而濡养周身诸脏腑系统，经过代谢后的水液变得沉静，由三焦下输膀胱，此种水液性极阴寒，在太阳膀胱中强大卫气的温暖下将这些水液加热蒸腾，膀胱的这种生理功能称化气行水。水液经过阳气蒸化变为四类：①最为清轻者最先气化，由任脉向上输至口中化为"唾"而滋润口腔，由膀胱经上输入脑髓而益智力；②其次而出者稍为稠厚，输至肝脏变为肝阴（肝营）而濡养之（水生木）；③再次而出者较为稠厚，此部藏入肾中，充养肾精，养育先天；④最后蒸而难化者难以利用，以尿液的形式排出。太阳膀胱接受小肠之热力，充斥卫气之热力而能以蒸化"寒水"。太阳（膀胱与小肠）蒸化布散精微，又走表卫外，故曰"太阳为开"（《素问·阴阳离合论》）。

1.2 逆乱则为病

"太阳之为病，脉浮，头项强痛而恶寒。"(《伤寒杂病论》)

"膀胱病者，小腹偏肿而痛，以手按之，即欲小便而不得，肩上热。"(《灵枢·邪气脏腑病形》)

卫表不固：素体亏虚或因风热之邪疏散消耗，太阳经卫气软弱，失于卫外固表，见恶风、自汗等症。

邪犯太阳："太阳主卫外"，外来邪气先犯太阳经，邪气与太阳经中卫气相搏故发热，经气不利，故太阳循经部位（头身肢体）疼痛，太阳经中卫气固表功能相对不足，见恶寒、汗出。

营卫失和：不论是否源于外感，卫气不能固密肌表，营阴因外泄或下利而流失，营卫两相不调和，名为"营卫失和"。见恶风而自汗或恶风而下利 / 便溏。

气化失司：太阳膀胱卫气虚弱，蒸化无力，可见前文所述寒水气化之四种产物的异常（精不上承则口干渴，脑髓失养则失眠、健忘、痴呆，水不养木则肝失濡养而见震挛、悸眩等动风见症，肝木失疏之瘀血以及肾精亏损见腰酸膝软、生育功能减退等），以及所不能运化之寒水的堆积（少尿、水肿）或排出异常（多尿）。寒水停聚亦常引起：①正水不养木、邪水反生邪风见动风之眩晕、抽搐、痉挛、疼痛等症；②上凌心肺的心悸（水乘火、水生风）、喘促；③水湮胃阳的纳呆、呕恶（水侮土）等症。

2. 少阴肾

少阴肾：其数地六。至此阴隆之最，由汇聚金行肃降之气而成，又是木气生发之种源。天干之数应于癸，称"癸水"。心肾同属少阴，分列水火两端，各为内藏"元阳""元阴"之脏。同时"少阴为枢"(《素问·阴阳离合论》)，强调少阴经（心肾二经）具有沟通阴经能量之功能，包括：①沟通太阴肺之收敛与厥阴肝之疏泄；②联通少阴内部水火之交济；③保障阴窍通畅。

2.1 健运而能治

"在天为寒，在地为水，在体为骨，在藏为肾，在色为黑，在音为羽，在声为呻，在变动为栗，在窍为耳，在味为咸，在志为恐。"(《素问·阴阳应象大论》)

"肾者，作强之官，伎巧出焉。"(《素问·灵兰秘典论》)

"肾者，主蛰，封藏之本，精之处也，其华在发，其充在骨，为阴中之少阴，通于冬气。"(《素问·六节藏象论》)

"肾藏精，精舍志，肾气虚则厥，实则胀，五脏不安。"(《灵枢·本神》)

"肾之合骨也，其荣发也，其主脾也。"(《素问·五脏生成》)

"肾气通于耳，肾和则耳能闻五音矣。"（《灵枢·脉度》）

肾主水液：①代指膀胱蒸化水液的作用（详见太阳膀胱－化气行水）；②水液、营阴等滋润濡养其他脏腑的功能（如：滋水涵木－濡养肝阴、金水相生－滋养肺阴、水火共济－上承以制约心火）。

肾主藏精：内藏先天与后天之精：①先天之精，随父母交媾而来，后天无可增益，随日月而衰，唯可珍惜节守，作为生命本源之一，为阴之根本，亦称"元阴"。②后天之精，一为太阳膀胱蒸化水液后注入脑髓与肾的部分，为"阴精"；一为由金气收肃右降心火而来，为阳之封藏状态，为"阳精"（此时阴精与阳精皆为封藏状态，不能直接发挥生理功能）。若饮食起居有常、不妄劳作，各脏腑生理功能健运，后天之精充足，可免于先天之精过早衰竭。

肾主纳气：因肾具封藏之性，与肺金肃降之性相互为用（金水相生）。

肾系精室：男子精室所系在肾。小肠火蒸化精室化血以成精液，肾精盈亏和小肠火的寒温影响精液生成功能。

在体合骨，生髓，在窍为耳及二阴，其华在发，在液为唾：肾精充足则能养骨，进而生成骨髓（包括脑髓，《素问·五脏生成》谓"诸髓者，皆属于脑"），听觉的灵敏、生殖与二便、发质夭泽、唾液分泌功能均与肾脏生理功能相关。

在志为恐："恐则气下"（《素问·举痛论》）。惊恐而令气下泄，损肾气封藏之职；先天禀赋单薄者，魄力不足而善惊易恐。

2.2 逆乱则为病

"帝曰：肾何以能聚水而生病？岐伯曰：肾者，胃之关也，关门不利，故聚水而从其类也。上下溢于皮肤，故为胕（肤）肿。胕肿者，聚水而生病也。""故水病下为胕肿大腹，上为喘呼，不得卧者，标本俱病，故肺为喘呼，肾为水肿，肺为逆，不得卧，分为相输，俱受者，水气之所留也。"（《素问·水热穴论》）

"诸寒收引，皆属于肾。"（《素问·至真要大论》）

"足少阴气绝，则骨枯。少阴者，冬脉也，伏行而濡于骨髓。故骨髓不濡，即肉不着骨；骨肉不相亲，即肉濡而却；肉濡而却，故齿长而枯，发无润泽；无润泽者，骨先死。戊日笃，己日死。"（《难经·二十四难》）

肾水泛溢：有"肾无实证"之说，此殊未当。肾主水液、濡养周身，当藏而不泄。肾水外显则见水肿，甚则水气上凌心肺。此证因太阳膀胱不能蒸化水液，成寒水停聚、流溢之证（详见太阳膀胱－气化失司）。其甚者，可见水气上犯，凌心射肺，而见动悸喘咳等症。

　　肾水亏虚：即所谓肾阴虚：①阴虚火旺／水亏火旺：肾水不能上承，心火缺乏制约而见相对较盛，现五心烦热、潮热盗汗等症；②金水两亏：金不肃降阴津归水，肾阴不能濡养肺金；③水不养木：肾阴不能滋养肝木，导致肝木枯槁而疏泄异常（可表现为疏泄不足，也可表现为过亢，即水不涵木）。

　　肾精亏虚：先天禀赋不足或后天失养或久病（水谷精微从胃脾升提至心肺，再布散下输至膀胱，经过蒸化后，其稠厚者注入肾脏等各个环节异常，皆可导致精微不能入注填补肾精）而致，因肾藏精、主骨、生髓、开窍于耳，可见幼儿五迟五软、成人性生殖功能减退、腰膝酸软、耳鸣耳聋、健忘痴呆、早衰夭折等等。

　　虚阳外浮：《素问·六节藏象论》言："肾者，主蛰，封藏之本。"肾中阳精为封藏状态，不能轻易为用，必待阳气春升而化为丙丁二脏之火，方能温煦周身。①若心中元阳乏竭，阳不相配位于阴，肾中阳精便外泄而妄行元阳之事，故见戴阳浮游之证。阳精外泄（唯独此时可见肾阳，此种肾阳并不能发挥生理功能），命之将倾。②或因积劳久病，或因太阳化气无力，虽水饮泛滥却无以蒸化为阴精以入注肾中，肾中阴精渐亏，阴精与阳精不相配，虚阳龙火乃浮，此时病情相对和缓。以上两种外泄之虚阳均属相火，名"龙火"。

　　肾不纳气：肾之封藏功能不足所致，如肾不纳气、肺失肃降的喘（金水相生）；肝木之疏泄异常也会扰乱肾封藏之功，令肾精不能固守以致遗尿、遗精等。

　　今所谓"肾阳虚证"并非一个严谨的概念，可能会用于表达以下情形：①肾精亏虚兼少阴心阳虚；②肾精亏虚兼太阳（小肠／膀胱）阳气虚弱，温煦或气化不足（即肾中阳精受损，左升化火不足而致阴损及阳）；③太阳膀胱卫气虚弱，气化不利，水气内停，久之肾精无以充养，见肾精亏虚与膀胱寒冷，气化不利之证。

生克承制，五运交联

　　"气有余，则制己所胜而侮所不胜；其不及，则己所不胜侮而乘之。"（《素问·五运行大论》）"帝曰：何谓所胜？岐伯曰：春胜长夏，长夏胜冬，冬胜夏，夏胜秋，秋胜春，所谓得五行时之胜，各以气命其脏。"（《素问·六节藏象论》）源自天地之五运自然，人之五运生制效法天地。"木性发散，敛之以金气，则木不过散；火性升炎，伏之以水气，则火不过炎；土性濡湿，疏之以木气，则土不过湿；金性收敛，温之以火气，则金不过收；水性降润，渗之以土气，则水不过润。"（《四圣心源》）。理解五行间生克乘侮关系须注意几点：①相生，不仅指生理也包括病理。如"火生土"，生理上包括火的温暖对土的运化升清有促进作用（"正火"生"正土"）；病理上包括火邪传土导致的土病（"邪火"生"邪土"）。余脏仿此。②相克，同样不限于病理（即相乘），也包括生理上的制约（管理、治理之意）。如"木克土"，病理上包括木失疏泄或疏泄过度导致土行运化不足或过度（"病木"异常克土所致"病土"），生理上包括木的疏泄作用对土的壅满之性具有疏利作用［"土得木而达"（《素问·宝命全形论》），"常木"治理"常土"］。余脏仿此。③被克者，或因克我者病在先，也可因自身先病。五行生克制化理论的应用，也不仅仅限于生理病理的分析，同样也渗透在用药治疗之中。

木	生火	其常：阳热舒展温煦，依赖木气条达舒展之性	克土	其常：木气适度的疏泄作用对土气壅满之性具有疏利作用（风能胜湿亦是缘此）
		病太过：木急风动，风阳暴亢，血气上逆之风动化火 病不及：木气不得舒畅，郁化病火之木郁化火；或木郁不达，阳气不能外达以温煦的阳气郁闭		病太过：木气疏泄过度导致滑泻、下利、腹痛等的木急克土 病不及：木失疏泄导致土行运化不及的木不疏土；或土湿壅塞三焦，反致木失疏泄（反侮）
火	生土	其常：火的温暖对土的腐熟运化升清有促进作用	克金	其常：心阳宣发，协调金气宣泄，胸中阳气畅达外宣
		病太过：火邪传土导致的土热之证（多在阳明） 病不及：火不暖土，土寒之证（多在太阴）		病太过：邪热有余，熏灼肺金而致肺失宣降 病不及：心阳不足，无力克制太阴肺气收敛而胸阳宣发不足之胸痹（反侮）
土	生金	其常：中焦脾胃运化精微升提入肺以养之	克水	其常：中焦运化如常，五脏六腑得其精微濡养而不生痰饮水湿之患
		病太过：中焦脾胃失和化湿生痰，传至肺金致痰饮阻肺 病不及：脾不升清，肺金失养之肺阴虚		病太过：土燥过度，水亏津枯之阴虚 病不及：中土虚弱，运化无力，聚生水湿痰饮；或水邪泛逆反侮土气，令其升降乖逆（反侮）
金	生水	其常：金气收敛潜降，津液下输膀胱，并蒸化以养之	克木	其常：金气肃降、收敛有节，可防止木气过度生发疏泄
		病太过：肺失肃降，精微停聚而致痰饮水湿 病不及：往往同时因精微不能承降以养肾而致肾水亏虚		病太过：肺金气郁，导致木气不能条达舒畅之木郁失疏 病不及：金肃不及，风阳暴亢，气血上逆无以顺承肃降（反侮）

| 水 | 生木 | 其常：膀胱蒸化寒水以濡养肝木；肾中阳精徐徐化生一阳

病太过：水湿痰饮停聚所致化风、动风，即水饮动风
病不及：各种原因造成膀胱蒸化之营阴不足，无以濡养肝木，导致肝阴不足而肝风内动；久病肾精亏虚，化生阳气不足，久之阳气亦虚之阴损及阳 | 克火 | 其常：肾水上济心火，水火平衡，防止心火过亢

病太过：邪水泛溢，上凌心阳，致使心阳湮灭
病不及：肾水亏虚，无以上济心火之阴虚火旺；火邪盛极，常借助阳明之燥热以伤水之濡润（反侮） |

(左侧竖排) 一气周流 经方义

周流运行，精微流转

五脏六腑的阴阳运动流转伴随着气血营卫等精微的运行输布。气血营卫在各脏腑之间流转的不同阶段，名称常有差异，有同名异意、同意异名者。气分阴阳，阳气为卫气（亦称卫阳）；阴气因所处脏腑部位之不同而有营、血、津、精等称呼。

卫气

"卫气者，出其悍气之慓疾，而先行于四末分肉皮肤之间而不休者也。昼日行于阳，夜行阴，常从足少阴之分间，行于五脏六腑。"（《灵枢·邪客》）

"其浮气之不循经者，为卫气；其精气之行于经者，为营气。"（《灵枢·卫气》）

"卫者，水谷之悍气也，其气慓疾滑利，不能入于脉也，故循皮肤之中，分肉之间，熏于肓膜，散于胸腹，逆其气则病，从其气则愈，不与风寒湿气合，故不为痹。"（《素问·痹论》）

"卫气者，所以温分肉、充皮肤、肥腠理、司开合者也。"（《灵枢·本藏》）

"卫气和则分肉解利，皮肤调柔，腠理致密矣。"（《灵枢·本藏》）

广义卫气指人体具有温煦、运化、推动、固护、气化等具有阳属性作用的气，即阳气。狭义卫气指布散于皮肤肌腠，尤其太阳经中丰富存在的具有温煦、卫外、固表功能的气，"卫外而为固也"（《素问·生气通天论》）。

《灵枢·营卫生会》载："营出于中焦，卫出于下（一说为上，有争议）焦。"又《素问·调经论》载："阳（指卫气）受气于上焦，以温皮肤分肉之间。"《黄帝内经灵枢集注》载："卫者，阳明水谷之悍气，从上焦而出，卫于表阳。故曰卫出上焦。"笔者认为，卫气之所以有出于上焦、下焦之争，是从不同方面强调其生理。①出于上焦：卫气源于心肺阳气之布散，如太阳普照四方，强调其布表卫外，②出于下焦：卫气尤其充斥于太阳小肠与太阳膀胱，二腑均居下焦，占据阳气最多，称"三阳"，强调在太阳经的温煦、戍表、蒸化水液的作用，③源于水谷精微："卫者，水谷之悍气也"（《素问·痹论》），中焦脾胃虚弱或痰饮宿食等阻碍中焦，也会因为影响水谷化生而影响卫气做功。

津液（营、血、精、汗、泪、涎、涕、唾）

津液在人体中发挥重要的营养、润泽、涵养、成形等作用，与卫气所代表的生理功能相对。其代谢过程涉及所有脏腑，处在不同运行环节时的称谓也不尽相同。各称谓的内涵在不同时期、不同医家还互有差异。为免误会，一并梳理如下。

"饮入于胃，游溢精气，上输于脾，脾气散精，上归于肺，通调水道，下输膀胱。水精四布，五经并行。合于四时五脏阴阳，揆度以为常也。"（《素问·经脉别论》）

"食气入胃，浊气归心，淫精于脉。脉气流经，经气归于肺，肺朝百脉，输精于皮毛。毛脉合精，行气于府，府精神明，留于四藏，气归于权衡。权衡以平，气口成寸，以决死生。"（《素问·经脉别论》）

津液源自饮食水谷。食入水谷，经胃阳腐熟，再经由脾阳升提水谷中精微（经由三焦）上入肺中（土生金，请参考土行义 - 太阴脾 - 运化升清）；精微入于肺中者可称为"营"，在心阳协助作用下通过百脉输布并营养全身各处，其中布散肌表后由玄府而出者为"汗"；精微在经过各脏腑代谢后转沉静，犹如冷凝水；这些"冷水"再经由三焦下输至膀胱腑（金生水），在太阳卫气的作用下蒸化为"唾"、蒸化为"精"（藏入脑、藏入肾）、蒸化为肝"营"（进而可化为"血"），最后蒸而不化者为尿液（请参考水行义 - 太阳膀胱 - 化气行水）。故曰"血汗同源""津血同源""精血同源"，因其出于一源而周流四部矣。

1. 营

"人受气于谷，谷入于胃，以传于肺，五脏六腑皆以受气，其清者为营，

浊者为卫，营在脉中，卫在脉外，营周不休，五十而复大会。"(《灵枢·营卫生会》)

"营出于中焦""中焦亦并胃口，出上焦之后，此所受气者，泌糟粕，蒸津液，化其精微，上注于肺脉，乃化而为血，以奉生身，莫贵于此，故独得行于经隧，命曰营气。"(《灵枢·营卫生会》)

"营气者，泌其津液，注之于脉，化以为血，以荣四末，内注五脏六腑，以应刻数焉。"(《灵枢·邪客》)

"荣（营）者，水谷之精气也，和调于五脏，洒陈于六腑，乃能入于脉也，故循脉上下，贯五脏，络六腑也。"(《素问·痹论》)

"营气之道，内谷为宝。谷入于胃，气传之肺，流溢于中，布散于外，精专者，行于经隧，常营无已，终而复始，是谓天地之纪。"(《灵枢·营气》)

广义营气指具有滋润濡养作用的津液（但一般不包括精、血以及汗、泪、涎、涕、唾），亦称营阴、营气。狭义营气指循行于经脉中具有滋润濡养作用的一类物质。

虽曰营行脉中、卫行脉外，但实际两者配合密不可分。营载卫气，卫行营气。营气充足则卫气运行才能流畅、卫气足则营气之行才能通达。病理上：①营弱则难以载卫达表以固护肌表、四末，或水饮食积等阻滞中焦，使营卫不达肌表而见寒热貌似表证。②太阳伤寒闭郁营阴，非但营阴郁遏，卫亦不能御外，故恶寒无汗。③表里同病时，若有里虚，当先实里，令营卫足方能外达肌表以抗邪；若为里实，营卫不虚，可先攻里或表里同调；因于里实所致营卫不能外达者，攻里反促使其布表，表证随之自解。

2. 血

"中焦受气取汁，变化而赤，是谓血。"(《灵枢·决气》)

"营卫者，精气也；血者，神气也。故血之与气，异名同类焉。"(《灵枢·营卫生会》)

在心火的作用下，黄色的营阴转化为红色的血液，循行于血脉、血络中。血夜归厥阴，昼出于心脉，并随血脉濡养肺系。化血之营，来源有二：①前文所述膀胱二蒸所出之液流入肝脏形成肝阴（"肝中营阴"），肝阴再流入心脏，在心阳的温暖作用下变为红色的血液（木生火）；②中焦运化水谷精微为营气，上归于肺、奉于心，藉由心阳温化，变赤为血。

3. 精

精藏于肾，"肾藏精，精舍志"（《灵枢·本神》），包括先后天之精（请详见 – 水行义 – 少阴肾 – 肾主藏精，兹不赘述）。

4. 汗

"五脏化液，心为汗。"（《素问·宣明五气》）

汗液源于水谷精微，"人所以出汗者，皆生于谷"（《素问·评热病论》），由肺脉布散周身之营气，在卫气的调控下从玄府（汗孔）中排出而成，故曰"阳加于阴为之汗"（《素问·阴阳别论》）。卫气通过固护肌表的作用控制玄府，根据机体需求控制汗出多少，"卫气者……司开合者也"（《灵枢·本藏》）。肺主表、太阳经布表主卫外，二者均赖于卫气主表的功能。"汗为心液"，既强调心阳通过调控太阳经卫气参与调控汗出，也包含过汗伤营令心营虚弱的情形。

"寒则腠理闭，气不行，故气收矣。炅则腠理开，荣卫通，汗大泄。"（《素问·举痛论》）

"天暑衣厚则腠理开，故汗出……天寒则腠理闭，气湿不行，水下留于膀胱，则溺与气。"（《灵枢·五癃津液别》）

夏日气候温和，卫气疏于太阳经表而旺于膀胱腑，疏于表则玄府松弛而汗多，旺于腑则化气强故溲少；冬日寒气外迫，卫气密于太阳经表而疏于膀胱腑，密于经表而玄府紧实故汗少，疏于腑则气化弱而溺多。故汗尿同源也。

"饮食饱甚，汗出于胃"（《素问·经脉别论》），随肺脉布散之营液中蕴含来自阳明胃中带来的热能，若阳明胃热过强或阳明肃降不及，常有进食时出汗或上半身多汗。

5. 泪、涎、涕、唾

"五脏化液：心为汗，肺为涕，肝为泪，脾为涎，肾为唾，是谓五液。"（《素问·宣明五气》）

泪为肝阴（肝营）所化，得肝木疏泄而出。木失疏泄（肝阴不足、肝胆失疏）则泪少目涩、迎风流泪，少阳湿热则目眵黏腻。

涎为水谷精微由脾阳升清上输至口中化生而成。食积、痰湿阻滞阳明或脾弱不升清则涎少干渴。

涕本为润肺之津液，若各种原因（如寒邪闭肺、土湿传肺等）导致肺气宣肃不利，津液停滞则多涕；肺津亏虚则涕少而鼻干。

唾为水液下输至膀胱，由膀胱蒸化，其最为清轻者循任脉上承，注入口中而成。膀胱气化失司，津不上承则唾乏而渴。

造成口渴的因素较多：脾虚升清不及化涎不足、痰食阻碍中焦妨碍升清、阳明土燥津伤、膀胱气化不利水液上承化唾不足、三焦疏利通达受阻等均可导致。

6. 乳、经

脾胃之运化升清、肺之宣泄、肝之疏泄、小肠火之温煦均参与经血的化生。乳汁源自脾胃运化而来的水谷精微，由肺脏宣散注入乳房（故色白带黄，为土与金之色）。若有哺乳则化乳汁而出，若非哺乳则循肝经下流至血室，赖小肠火温化为红色"经血"（火之色），赖木气定时疏泄，以月为节律排出体外。乳妇单纯乳汁稀少常为脾胃亏虚，精微化生不足；乳房胀为木气疏泄不及或肺郁失宣；经色淡甚至如水及经迟，常因小肠火之不温；经色深红及先期而至多为火热熏之太过；经水血块过多为血室（属肝木）疏泄不及；经量稀少多为脾胃不足或为木郁失疏。

"妇人无须者，无血气乎？岐伯曰：冲脉、任脉皆起于胞中，上循脊里，为经络之海。其浮而外者，循腹右上行，会于咽喉，别而络唇口，血气盛则充肤热肉，血独盛则澹渗皮肤，生毫毛。今妇人之生（胡须），有余于气，不足于血，以其数脱血（经血）也。冲任之脉，不荣唇口，故须不生焉……宦者去其宗筋，伤其冲任，血泻不复，皮肤内结，唇口不荣，胡须不生……其有天宦者……此天之新不足也，其冲任不盛，宗筋不成，有气无血，唇口不荣，胡须不生。"（《灵枢·五音五味》）

女子经血以时下，血下则不能随任脉上荣于唇口，故不生胡须。男子不需哺乳，亦无经血，但小肠蒸化精室以化生精液之后也会有废血产生，然而无阴户以排出，只能循任脉上升，荣于唇口而形成胡须。男性胡须不生者常因先天冲任不足（称"天宦"）或后天体虚血弱无以上荣，或体虚久病小肠火不足无以温煦血室转化上承，或因外伤损其冲任之脉而不能上荣所致。

附：二便

小便的生化请参考水行义－太阳膀胱－化气行水。

大便为饮食水谷之糟粕，经大肠传导而出。因出于中焦之运化，故不论食入五色果蔬谷豆均当出为黄色。若大便色青绿，则为木气疏泄异常，随证平木或疏木调之（初生胎儿如一阳之初起，胃中尚未受乳食，有墨绿胎粪为常）。若大便呈灰白或白如陶土，为西方肺金之约束过度，当宣泄宽金理气。大便色黑之由分为寒热两端：或为水寒凝聚肠间而显水之黑色，治当暖土制水；或因极热迫血妄行，血溢肠间，血属木，又被火灼而变为焦色，治当凉血和血。若大便赤色则为便血，亦分寒热两极：其热者因血热壅迫络伤外溢所致，当清血中之热；其寒者多因脾寒失摄（肝脾陷郁、木气强疏），当温中止血。

元气

元气，亦称原气，意指本原之气。但目前其内涵混乱重叠，或以命门为元气（《难经·三十六难》谓："命门者……原气之所系也"），或以先天（肾精）为元气，或以后天脾胃之气（李东垣）为元气。笔者倾向于解释为肾中元阴和心中元阳。若其所表达的内涵可用其他更加准确的概念表达，则轻易莫用。

方义解析

　　狭义上的"经方"指张仲景在《伤寒杂病论》中记载的处方，然而后世将一些组方严谨、临床用之疗效确切的方子也加入到经方的范畴，从而形成了广义上的"经方"。本书中主要采纳仲景之方，但毕竟仅仅仲景之方尚不足以列举圆周运动各部环节，故适当采纳后世经方作为补充，以使体系更加完整。

　　各行目下列方甚多，分析方证时请结合"一气周流"中相应脏腑之生理病理及"病症列方提要"，以便从脏腑生理-病机-治法-方药的纵向理解和整体把握。

　　文中各方以其五行偏主归类，或有方剂多行并治而难以截然分入某一行，故斟酌主要功效或要义所在而归之。主证类似或组方结构类似者以主方-附方形式辑录，以便对照体会。某些同名经脏腑的一些功能常相类似，如膀胱与小肠同属太阳，共同发挥卫外固表和化气行水功能。按照一般认识习惯归类，将太阳主卫外固表和化气行水的功能分入足太阳膀胱，故将相关方剂列入水行方中。又如足阳明胃与手阳明大肠同主降，而将阳明不降类方分入足阳明胃目下。此因六经辨证的疏漏在脏腑对应中的弥补，并无妨大碍。

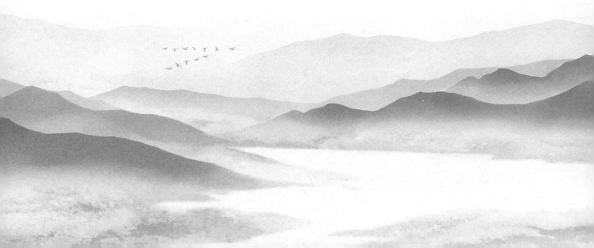

木行方义

　　甲木少阳，为阳气左生升、舒展之位，为枢机而沟通诸阳经。病则阳不左升、疏泄失度、阳枢不利。少阳胆、三焦病证列方提要：

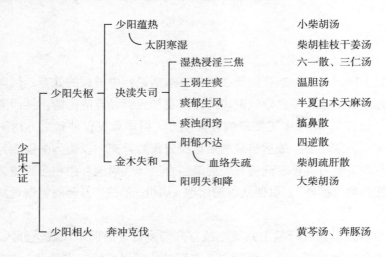

	少阳蕴热		小柴胡汤
	太阴寒湿		柴胡桂枝干姜汤
少阳失枢	决渎失司	湿热浸淫三焦	六一散、三仁汤
		土弱生痰	温胆汤
		痰郁生风	半夏白术天麻汤
		痰浊闭窍	搐鼻散
	金木失和	阳郁不达	四逆散
		血络失疏	柴胡疏肝散
		阳明失和降	大柴胡汤
少阳相火	奔冲克伐		黄芩汤、奔豚汤

（少阳木证）

乙木厥阴，为阴气之左升而收涵之位，主疏泄、主藏血，系血室，藏魂。病则阴气左升失政，疏泄失常，血中虚实寒热、阴入阳出不相交接。厥阴肝病证列方提要：

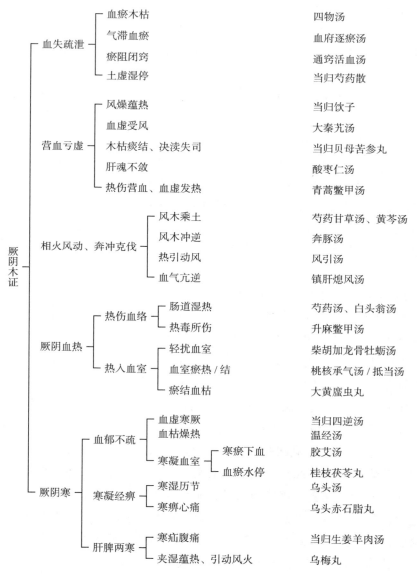

厥阴木证

- 血失疏泄
  - 血瘀木枯 —— 四物汤
  - 气滞血瘀 —— 血府逐瘀汤
  - 瘀阻闭窍 —— 通窍活血汤
  - 土虚湿停 —— 当归芍药散
- 营血亏虚
  - 风燥蕴热 —— 当归饮子
  - 血虚受风 —— 大秦艽汤
  - 木枯痰结、决渎失司 —— 当归贝母苦参丸
  - 肝魂不敛 —— 酸枣仁汤
  - 热伤营血、血虚发热 —— 青蒿鳖甲汤
- 相火风动、奔冲克伐
  - 风木乘土 —— 芍药甘草汤、黄芩汤
  - 风木冲逆 —— 奔豚汤
  - 热引动风 —— 风引汤
  - 血气亢逆 —— 镇肝熄风汤
- 厥阴血热
  - 热伤血络
    - 肠道湿热 —— 芍药汤、白头翁汤
    - 热毒所伤 —— 升麻鳖甲汤
  - 热入血室
    - 轻扰血室 —— 柴胡加龙骨牡蛎汤
    - 血室瘀热/结 —— 桃核承气汤/抵当汤
    - 瘀结血枯 —— 大黄䗪虫丸
- 厥阴寒
  - 血郁不疏
    - 血虚寒厥 —— 当归四逆汤
    - 血枯燥热 —— 温经汤
    - 寒凝血室
      - 寒瘀下血 —— 胶艾汤
      - 血瘀水停 —— 桂枝茯苓丸
  - 寒凝经痹
    - 寒湿历节 —— 乌头汤
    - 寒痹心痛 —— 乌头赤石脂丸
  - 肝脾两寒
    - 寒疝腹痛 —— 当归生姜羊肉汤
    - 夹湿蕴热、引动风火 —— 乌梅丸

厥阴寒热偏颇与其失疏泄可互为因果且常并存，比如当归四逆汤证既属于厥阴寒，又属于失疏泄。权且将寒热偏颇不甚者归入血失疏泄。

此外厥阴木证有汗、尿、精、血等精微物质排泄异常的病证，与木失疏泄有关，如：君火不足、相火扰动疏泄失常而自汗之二加龙牡汤证；木枯痰结、疏泄不及小便不利之当归贝母苦参丸证；君火不足、相火扰动而失精之桂枝龙骨牡蛎汤证；土寒水湿木郁五更寒利之四神丸证；土寒湿停木郁动血之柏叶汤、黄土汤证等等，又与心肺脾等密切相关，故未必均列于木行方义中，详请见各方解释。

木行方证详义，兹录于下。

小柴胡汤（《伤寒杂病论》）（附：柴胡桂枝干姜汤）

"伤寒五六日中风，往来寒热，胸胁苦满，嘿嘿不欲饮食，心烦喜呕，或胸中烦而不呕，或渴，或腹中痛，或胁下痞硬，或心下悸、小便不利，或不渴、身有微热，或咳者，小柴胡汤主之。"

"血弱气尽，腠理开，邪气因入，与正气相搏，结于胁下。正邪分争，往来寒热，休作有时，嘿嘿不欲饮食。脏腑相连，其痛必下，邪高痛下，故使呕也。小柴胡汤主之。服柴胡汤已，渴者，属阳明，以法治之。"

"阳明病，胁下硬满，不大便而呕，舌上白胎者，可与小柴胡汤，上焦得通，津液得下，胃气因和，身濈然汗出而解。"

"呕而发热者，小柴胡汤主之。"

"伤寒瘥以后，更发热，小柴胡汤主之。"

"妇人中风，七八日续得寒热，发作有时，经水适断者，此为热入血室，其血必结，故使如虐状，发作有时，小柴胡汤主之。"

主治病证：少阳失枢、决渎失疏、热入血室。

病证分析：①少阳失枢：邪扰少阳，阻碍少阳（胆）生发与（三焦）决渎之机，生发被郁、决渎失疏，气蕴为热、津聚为饮。木愈郁而愈欲伸，故往来寒热；少阳胆经"循胸，过季胁"，《灵枢·胀论》载："胆胀者，胁下痛胀，口中苦，善太息。"经气不利故胸胁苦闷；郁热化火故口苦；少阳气郁不疏或决渎失枢饮停三焦，木郁以致不能疏土，土壅而滞，胃气失其和降而喜呕、不欲饮食。②决渎失疏：孤腑三焦广布周身、遍历脏腑。邪入少阳，扰动三焦，碍其疏泄之职，阳枢不利，津聚为饮，随其阻碍之处引杂症四起：水饮随经偏聚胁下故胁肋偏痛；饮阻精微不能下疏膀胱则小便不利；停饮碍心阳则心悸；津聚为饮，不能疏泄以濡润，故或口咽干燥，或目涩，或大便燥等。③热入血室：妇人外感恰逢行经，胞户洞开，邪气径入血室，与血搏结，经水随断。热在血室，木郁而欲求伸，故见随经期节律而发作的病症，如与经期相关的定时发热、精神异常等。

方义解析：①疏解少阳：柴胡能散结气、"推陈致新"（《神农本草经》），重用半斤，以疏解少阳之困，郁散则热消（开门以驱寇）；黄芩清解少阳，与柴胡配伍，一外散、一内清，"杨士瀛《直指方》云：柴胡退热不及黄芩。盖亦不知柴胡之退热，乃苦以发之，散火之标也。黄芩之退热，乃寒能胜热，折火之本也"（《本草纲目》）；邪入少阳，三焦不利，津液失布，化生水饮，故予半夏、生姜燥痰化饮，运化三焦，并降逆和胃；津既成饮，则失却荣养之能，故予人参补脾胃营气，以化生津液之源；生姜醒胃阳；大枣、甘草和胃阴，益营阴生化之源，合姜枣草和脾胃、益营卫。姜、枣、草三味为仲景醒胃和脾、益营气化生之源的组合，用于津液已伤或预防津液耗伤。诸味合方，恢复少阳枢机、驱邪扶正兼顾、疏散降逆并调。②疏利三焦：柴、芩以清透少阳郁热、姜、夏、辛燥除三焦水饮，四味合用，恢复三焦水道通畅，则津液畅行；复以参、枣、草以益营阴之源，以恢复津液。合方令三焦通畅，津液输布，饮能化、燥可润，枢机通利而二便调顺。以及所谓"阳微结"者，乃三焦轻微疏泄欠畅，可予小柴胡疏导，令其表宣、中畅、里顺。③清透血室：血室属厥阴，少阳与厥阴经络相连、表里配属，故厥阴血室之邪若未结实，尚有从少阳透出之机。方中柴胡配黄芩能透血室邪热外出，黄芩能入得厥阴以清血中热；合余味扶正气、利经隧。用于邪气虽入血室但未结坚者。

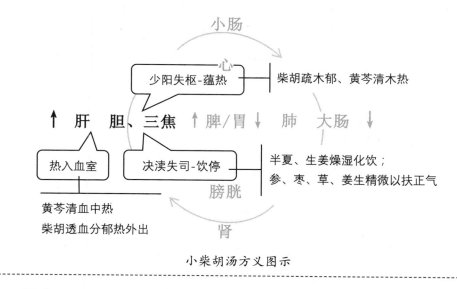

小柴胡汤方义图示

附方：

◆ **柴胡桂枝干姜汤**（《伤寒杂病论》）

"伤寒五六日，已发汗而复下之，胸胁满微结，小便不利，渴而不呕，但头汗出，往来寒热，心烦者，此为未解也，柴胡桂枝干姜汤主之。"

"治疟寒多微有热，或但寒不热。"

主治：脾寒停饮，少阳失枢。脾寒（或误下所致、或素有脾寒）运化无力而生痰饮，黏碍三焦，决渎失司，阻碍上焦胸阳宣发，故胸胁满微结；苦于痰饮壅塞，三焦决渎失司，气化之津液不能上承于口故渴、不能下输膀胱故小便不利；停痰不在阳明未扰胃气，故不呕；痰饮黏滞三焦，上焦阳气郁结不能宣发肃降，反迫津外泄，故见但头汗出；少阳疏泄失司故有寒热往来；少阳失疏蕴热扰心则心烦。寒疟为少阳被寒饮凝塞，枢机不利所致，三焦淖塞，卫阳难疏，故以恶寒为主而发热轻微或无。功效：温脾化痰、疏达少阳。干姜、甘草温运太阴脾土以助寒饮运化；干姜虽能温化太阴水寒，但仍有水湿弥漫三焦，干姜攻之不及，故以桂枝入三焦温阳化气行水；柴胡、黄芩疏木达郁，清解少阳；牡蛎化痰散结除满，配柴胡输布少阳津液；瓜蒌根"性凉味甘，故能生津止渴而化燥痰。仲圣明言渴者去半夏加瓜蒌根，是半夏化湿痰、花粉化燥痰之的据也"（《重庆堂随笔》），配伍牡蛎以化痰饮、散郁结，三焦疏通，津液上承，故能生津止渴（因渴故不用半夏，取牡蛎、瓜蒌根入三焦化痰布津）；甘草调和诸药。合方令脾运饮化、三焦疏畅、津液布散而诸症得解。

本方与小柴胡汤证均有少阳疏泄不利与痰饮停聚三焦。但本证之痰饮因脾寒不化而生，病在不能左升，故以柴芩疏木配伍姜桂牡蛎温脾化饮散结；小柴胡汤证饮停三焦并碍胃腑气和降，病在少阳不左升、阳明不右降，故以柴芩疏木配伍姜夏以化饮降逆。

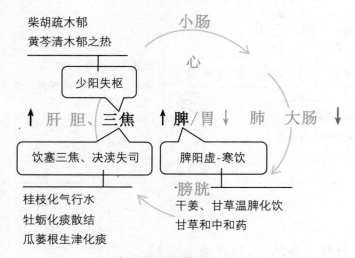

柴胡桂枝干姜汤方义图示

六一散（《黄帝素问宣明论方》）（附：三仁汤、蒿芩清胆汤、达原饮、升降散）

"治身热，吐痢泄泻，肠澼下痢赤白，癃闭淋痛，利小便，偏主石淋……，肠胃中积聚寒热，宣积气，通九窍六腑，生津液，去留结，消蓄水，止渴宽中，除烦热心躁，腹胀痛闷，补益五脏，大养胃肾之气，理内伤阴痿，定魂定魄，补五劳七伤、一切虚损，主痈疽，惊悸健忘，烦满短气，藏伤咳嗽，饮食不下，肌肉疼痛，并口疮牙齿疳蚀，明耳目，壮筋骨，通经脉，和血气，消水谷，保元真，解百药酒食邪毒，耐劳役饥渴，宣热，辟中外诸邪所伤，久服强志，轻肩驻颜延寿，及解中暑伤寒疫疠，饥饱劳损，忧愁思虑，恚怒惊恐传染，并汗后遗热劳复诸疾，并解两感伤寒，能令遍身结滞宣通，气和而愈，及妇人下乳催生，产后损益血衰，阴虚热甚，一切热证，兼吹奶乳痈，此神验之仙药也。唯孕妇不宜服，滑胎也。

主治病证： 湿热阻滞、三焦失枢。

病证分析： 少阳三焦，遍及全身上下内外、联通各脏腑及附属，为身体最大的运输系统。脾胃所运化精微上输心肺、下达膀胱、滋养肝肾等等过程均需经由三焦渠道。原书所载主症颇为繁杂，未必尽信。但究其所善之症候，总与三焦水道为湿饮所阻遏，决渎疏泄不利有关。或为邪气所扰、或为久病体虚枢机运化不及，精微停聚而为痰饮水湿，痰湿停碍，经气失枢，蕴热附生，乃至三焦湿热之证。

方义解析： 清利三焦、恢复枢机。滑石色黄白而质滑利，入三焦，能"通九窍六腑津液，去留结"（《名医别录》），以为主药，导利湿热留邪；生甘草少量佐之，由滑石带入三焦而助其清热。二味相合，六一比例，令三焦决渎顺畅，津液疏利，蕴热自去。

附方：

◆ 三仁汤（《温病条辨》）

"头痛恶寒，身重疼痛，舌白不渴，脉弦细而濡，面色淡黄，胸闷不饥，午后身热，状若阴虚，病难速已，名曰湿温。汗之则神昏耳聋，甚则目瞑不欲言，下之则洞泄，润之则病深不解。长夏、深秋、冬日同法，三仁汤主之。"

主治： 湿热阻滞三焦。吴鞠通所谓湿温，为邪扰三焦，干忤经络，湿聚蕴热，经气不利，少阳失枢之证。三焦枢机不利，卫气不能畅达肌表故恶寒体痛；少阳经气不利故胸闷；湿阻弥漫阻碍中焦阳明故午后身热而胃中不饥。非太阳表、非里实、非虚证，故不能汗、下、滋润，唯以清利三焦湿热为正法。功效：清利三焦湿热。杏仁、蔻仁、薏苡仁分别入上中下三焦，宣肺达上焦、燥脾畅中焦、渗利清下焦，三仁合用，领余味肃清三焦湿浊；半夏、滑石、木通、厚朴之除痰利窍又助三仁之分消三焦湿浊，其中滑石直清三焦湿热，厚朴、半夏性味辛燥，入中焦，助蔻仁以消胀除痞降气；木通、竹叶、滑石通利之中加以清利，以除三焦蕴热。

◆ 蒿芩清胆汤（《重订通俗伤寒论》）

"暑疟，先与蒿芩清胆汤清其暑。"

"足少阳胆经与手少阳三焦合为一经，其气化，一寄于胆中以化水谷，一发于三焦以行腠理。若受湿遏热郁，则三焦之气机不畅，胆中之相火乃炽……"

主治：原书载疗暑疟，为暑日湿热遏阻少阳，气机不畅化热之证。暑为湿热合邪，阻碍少阳，疏泄失职，故作寒热如疟；及口苦、胸闷、纳差、便臭秽、苔厚腻等症皆可预见；非但暑疟，湿热阻碍三焦疏泄不及之证皆可主之。功效：清利少阳，化湿辟秽。青蒿脑（青蒿嫩芽）、竹茹二味相合，芳香滑利，对少阳湿热能清、能透、能利；黄芩助君药清少阳热；半夏、陈皮、赤茯苓燥湿行气，合蒿、茹祛三焦湿浊，以复其疏泄；碧玉散中六一散清利三焦湿热，而加青黛清泄木郁之火；枳壳宽气降逆导滞。本方由小柴胡汤（易柴胡为青蒿）、温胆汤、碧玉散等化裁而来，寒温并用，宣利同施，以清少阳湿热、除气机闭阻，恢复枢机为要。

◆ 达原饮（《温疫论》）

"温疫初起，先憎寒而后发热，嗣后但热而不憎寒也。初得之二三日，其脉不浮不沉而数，昼夜发热，日晡益甚，头疼身痛。"

主治：湿热阻遏、三焦失枢。吴又可谓："今邪在膜原者，正当经胃交关之所，故为半表半里。其热淫之气浮越于某经，即能显某经之证。如浮越于太阳则头项痛、腰痛如折；如浮越于阳明则有目痛、眉棱骨痛、鼻干；如浮越于少阳则有胁痛、耳聋、寒热、呕而口苦。"少阳三焦布枢上下、联系内外，故所谓膜原，便是三焦，不必另立名目。湿邪阻碍三焦，气机不畅，卫气受阻，不能布表护外故憎寒；三焦经隧塞滞，津液凝为痰湿秽浊；湿滞蕴热，湿热秽浊阻碍阳明肃降，故逢日晡而热重；精微输布不畅，机体失养故头身痛。功效：辟秽化浊，通利三焦。草果芳香化浊；槟榔、厚朴行气导滞、辟秽化浊；黄芩清少阳蕴热；湿热所化，需虑津伤，以知母、芍药滋阴和营；甘草和中调药。

◆ 升降散（《伤寒温疫条辨》）

"表里三焦大热，其证不可名状。"

主治：三焦郁滞、痰结热蕴。功效：疏木散郁、清金降浊。僵蚕、蝉蜕二者辛咸之味，辛可疏散、咸能软散，合以化痰散结、疏导三焦，一令木疏邪散而复左升之性，二令外有小风者一并散之；大黄泻浊导滞，以顺右降之常，并散血分郁热；肺藏气、肝藏血，以姜黄调气行血，协调于升降之间。合方为散，酒蜜调服，行郁散浊而无伤正气，气血周行而营卫热消，左升右降而周转复常。故杨栗山命其名为升降散，为丸后又称"太极丸"。

附说伏气温病：其实伏气温病本由木气失涵、风木妄泄而为，厥阴已然不足。"冬伤于寒，春必温病"（《素问·生气通天论》），温病家对此句内涵颇有争论，若参以"故藏于精者，春不病温"（《素问·金匮真言论》）则其义明了——"冬伤于寒"之"寒"当作"封藏"讲（彭子益），指冬季未能随其封藏之势以保养肾藏精之功。当然也可延伸为一切损耗肾精封藏的行为。冬令乃"闭藏"之时，本当"无泄皮肤，使气亟夺"（《素问·四气调神大论》），今人不知逢冬需守肾水，反奋力锻炼，过力劳作，反复大汗，冬日采暖过度，室内反如暑夏，嗜味辛燥，久不克制，嗜欲七情，露而不讳，午不休、子不寐，甚至锻炼夜跑等等，皆逆天道之为（何为"天道"，请参考《素问·四气调神大论》"冬三月……养藏之道也"），久而久之肾水必乏竭。若加逢秋冬敛藏不及（秋日当凉不凉、腊月当寒不寒），至子月（冬至）后春木一阳萌动，始发为温病。引动相火而为风温、春温者，可参考彭子益滋水敛木乌梅三豆饮；若为扰动少阳决渎疏泄，精微聚而夹湿为湿温，治方参考三仁、达原之辈；若见吐衄发斑等皆风热入血分，遵桃核承气、犀角地黄之类；或有未感于风寒便见发热恶寒、咽痛、咳喘、舌红苔少、脉虽浮而不紧实者，提示本有水亏，可玄麦甘桔汤化裁，而不仅仅是疏散风热（如风多者仍可参考桑菊饮、热多者参考银翘散之类）。故温病本内生之风，并非外袭之邪，径用汗法自非所宜。若用药后三焦疏利"（自）发热汗出而解"者，此阴阳和、营卫协，非药力迫汗，不属违背禁汗之例。

温胆汤（《外台秘要》引《集验方》）（附：涤痰汤、半夏白术天麻汤、搐鼻散）

"疗大病后，虚烦不得眠，此胆寒故也，宜服此汤方。"

主治病证：痰阻少阳，枢机不利，蒙蔽神窍。

病证分析: 大病后或劳逸调摄失宜,少阳决渎疏泄不及或中焦虚弱运化无力而生痰饮,痰饮阻滞三焦,阳气不能温温左升舒展而出,犹如寒证(并非寻常所谓寒证),故需"温"之以复阳枢转机。方名中"胆"应当指少阳(尤指三焦)。痰浊随三焦上扰蒙蔽清窍,扰乱神明则烦不得眠。以及痰蒙神窍之癫痫风眩等症皆可参考。

方义分析: 理气除痰,和枢安神。半夏、陈皮、茯苓理气燥湿化痰;竹茹滑利三焦、清热利痰,并引陈、夏入三焦经以燥湿利痰、恢复枢机;枳实配合陈皮理气宽胸,以助利痰除烦;大枣、甘草滋营扶正,生姜醒脾胃化饮,三味相合,调和脾胃而扶助中焦生化营卫之机。方中并非以柴、芩等寒凉之味以清解少阳,而以陈、夏、生姜等辛温之品燥湿化饮(体现"病痰饮者,当以温药和之"原则),先治痰而少阳自疏(柴胡汤仍以清少阳热为主,化饮其次),"温胆"之名颇可玩味。另,温胆汤有清胆汤之说,清非清热之清,为清除、清利之清。本方可看做二陈汤之变方(实二陈由本方简化而得),二陈之效主在除却太阴(脾肺)痰湿,此方引经而主入少阳(故不需乌梅之敛肺)。

本方及后附方所治痰饮阻塞少阳、枢机不利,均为阳气左升舒展不利之证。

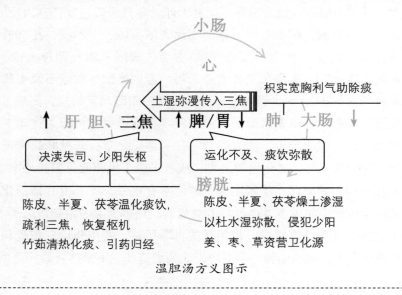

温胆汤方义图示

附方:

◆ **涤痰汤**(《奇效良方》)

"治中风痰迷心窍,舌强不能言。"

主治：湿盛生风。痰湿壅盛弥漫少阳三焦，风木不得疏泄，郁而动风；风痰裹挟蒙蔽心窍而致中风昏扑舌蹇。《四圣心源》载："中风之家，血枯筋缩，其膝踝是湿，而肘腕未尝非燥。使己土不湿，则木荣血畅，骨弱筋柔，风自何来！"强调土湿为木枯生风之因，故而燥土除湿为平风之要。功效：理气除痰，利窍醒神。本方由二陈汤燥土湿化裁而来。也可视为温胆汤易大枣为人参，加菖蒲而来。温胆汤便能调和枢机、除痰安神，又加菖蒲，更助全方除痰开窍醒神之功；且伍人参，养心安神并益营阴，弥补因酿痰所致之营阴耗伤（其土虽湿、其木却枯），并佐诸辛燥以防更伤营阴。

◆ 半夏白术天麻汤（《医学心悟》）

"有湿痰壅遏者，书云：头旋眼花，非天麻、半夏不除是也，半夏白术天麻汤主之。"

主治：风痰内动。症见眩晕、呕逆、呕恶。湿盛弥漫三焦致少阳枢机不利，或因少阳枢机不利而水饮内生，"木愈郁而风愈动"（黄元御），终致风痰内起，上扰清窍。功效：除痰息风定眩。药同二陈汤去乌梅加白术、天麻。半夏、橘红燥湿化痰，降逆止呕；茯苓、白术入三焦、阳明，渗湿燥土；合前诸味燥湿祛痰，恢复三焦疏泄之常，木气畅则邪风定；天麻定风止眩，和诸味祛痰药味以化痰息风；生姜、大枣、甘草和脾胃、益营阴化生之源，佐制诸燥药，使除痰而不伤营阴。

◆ 搐鼻散（《医学心悟》）

"治一切中风，不醒人事，用此吹鼻中，有嚏者生，无嚏者难治。"

主治：痰浊窍闭，中风神昏。三焦阳枢为决渎之官，内运精微，枢机不利则痰饮内生，痰饮痹阻心窍则神明不用；饮聚三焦则少阳失枢，木郁而化风，所谓"木愈郁而风愈动"。功效：豁痰开窍。皂角、半夏豁痰辟饮、涤畅三焦，以复少阳疏泄；细辛气味辛窜，能"利九窍"（《神农本草经》）。合三味以取嚏，得嚏者三焦疏泄恢复、神窍复开而可治，否则难治。

龙胆泻肝汤（《医方集解》）（附：二妙散）

"治肝经实火、湿热，胁痛，耳聋，胆溢口苦，筋痿，阴汗，阴肿阴痛，白浊溲血。"

主治病证：少阳湿热、厥阴失荣。

病证分析： 汪昂谓本证"肝经实火、湿热"，实际为三焦郁热夹湿，扰及厥阴。此少阳证与厥阴证并见：少阳湿热遏郁、疏泄失职，故口苦、胁痛；湿热循经阻窍故耳聋；营既成湿，便失荣养之职，木枯筋失濡养则筋痿不持；足厥阴肝经"循股阴，入毛中，过阴器"，少阳湿热熏之故阴汗、阴肿、白浊（即所谓湿热循肝下注）；少阳湿热耗血伤络，木失疏泄、郁而求伸故溲血。

方义解析： 清利少阳、濡养厥阴。龙胆草极苦大寒，入肝胆经，清热燥湿；栀子、黄芩清利三焦湿热；柴胡疏解少阳，以清肝胆之热，并防止苦寒之品过于凉遏少阳生发之性，毕竟木气以生发疏泄为职；木通、泽泻、车前子清利湿热，以助复三焦疏泄；当归、生地滋水荣木，养血和络，配伍清木与利水之味，更可使湿热得清而肝血不伤；甘草和中调药。本方由小柴胡汤化裁而来，保留柴芩以清疏少阳，加强清木、利湿与柔肝之味，"清、疏、利、养"四字以概之。

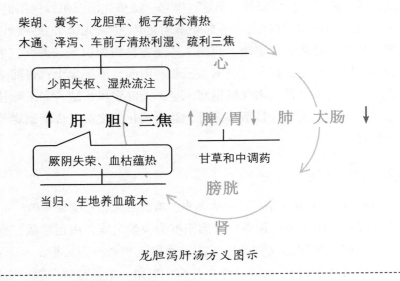

柴胡、黄芩、龙胆草、栀子疏木清热
木通、泽泻、车前子清热利湿、疏利三焦

心

少阳失枢、湿热流注

↑ 肝 胆、三焦 ↑脾/胃↓ 肺 大肠 ↓

厥阴失荣、血枯蕴热 甘草和中调药

当归、生地养血疏木

膀胱

肾

龙胆泻肝汤方义图示

附方：

◆ 二妙散（《丹溪心法》）

"治筋骨疼痛因湿热者。"

"（主）一切风寒湿热，令足膝痛，或赤肿，脚骨间作热痛，虽一点，能令步履艰苦，及腰膝臀髀大骨疼痛，令人痿躄，一切脚气，百用皆效。"（《世医得效方》）

主治： 湿热下注，阻滞经络。下焦经络痹阻，湿遏热蕴而膝足红肿热痛。

功效：燥湿清热。苍术芳香辛散，由黄柏引而能入下焦，燥湿利经络，恢复枢机转运；黄柏燥湿清热，善清水中夹热、湿中蕴热。此方最早见于《世医得效方》，名苍术散。本证下焦湿热，多非无源而生，临证审查，常因土湿下注而致。当视缓急，还应燥土以求本。

四逆散（《伤寒杂病论》）（附：枳实芍药散、大柴胡汤、柴胡疏肝散）

"少阴病，四逆，其人或咳，或悸，或小便不利，或腹中痛，或泄利下重者，四逆散主之。"

主治病证：少阳失疏、阳郁不达。

病证分析：悲为肺金之志，悲则肺金闭郁。金病则乘木，少阳被金郁所乘而疏泄失职，生发舒展流通之机被遏。本证四肢逆冷为阳气不能外达所致。少阳三焦决渎滑利流畅，也是三部气机舒畅的保障；若上焦肺金闭郁不舒则咳，胸中阳气不舒、相火扰动则心悸；郁木伐土故腹痛或下利；木郁失于疏泄精微，下焦水气不化而小便不利。

方义解析：疏木开郁。柴胡疏解少阳气郁；枳实宽胸理气，即开泄肺金而疏解少阳木郁（从金治木）；芍药入厥阴肝，养肝阴而荣血络，肝木得荣而木气缓和（或曰"泄肝""柔木"，指其能缓肝木之急）；木郁而犯土，故以炙甘草和中缓急，守中之法。《医宗金鉴》云："此则少阳厥阴，故君柴胡以疏肝之阳，臣

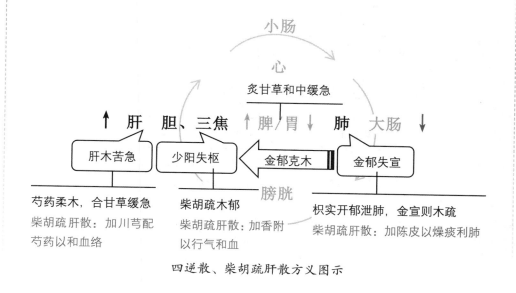

四逆散、柴胡疏肝散方义图示

芍药以泻肝之阴，佐甘草以缓肝之气，使枳实以破肝之逆。三物得柴胡，能外走少阳之阳，内走厥阴之阴，则肝胆疏泄之性遂而厥可通也。"

本方及后附方皆属金木失和之类，以芍药、枳实调其左右，可看作枳实芍药散之加方。

附方：

◆ 枳实芍药散（《伤寒杂病论》）

"产后腹痛，烦满（闷）不得卧，枳实芍药散主之。"

主治：木郁失荣，肝木克土。妇人生产耗血且易夹瘀，皆令肝血失和。木郁故令闷而不得卧；木枯且郁，急而乘土故腹痛。功效：行气除闷，荣木缓急。枳实宽金行气、疏木除闷；芍药敛营荣肝，和络缓急。二味相合，疏气和血，木气安和，自不克土。

◆ 大柴胡汤（《伤寒杂病论》）

"太阳病，过经十余日，反二三下之，后四五日，柴胡证仍在者，先与小柴胡。呕不止，心下急，郁郁微烦者，为未解也，与大柴胡汤，下之则愈。"

"伤寒发热，汗出不解，心中（下）痞硬，呕吐而下利者，大柴胡汤主之。"

"按之心下满痛者，此为实也，当下之，宜大柴胡汤。"

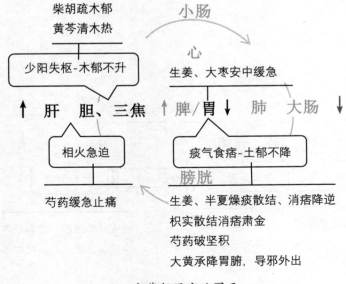

大柴胡汤方义图示

主治：邪扰少阳失疏泄，阳明郁结失和降。邪扰少阳疏泄失职，郁热故微烦；邪结并入阳明，或更被误下，水谷精微抟结为饮，饮停中焦故呕不止、下利、心下急（痛）或心下痞硬（不同于小柴胡证之少阳经枢不利而胁下痞，大柴胡证为邪结阳明，故痞于心下）。功效：和解少阳，和降阳明。组方相当于小柴胡汤合四逆散加大黄而去甘草、人参之甘补。柴胡、黄芩清疏少阳郁热；水饮停聚阳明，阻碍胃气承降，故以半夏、生姜、大黄、枳实入阳明胃，消痞散结、降气化饮以助其承降，阳明禀燥金之气，金气肃清右降而木气平复；芍药柔木以缓急，入阳明胃以除水饮结聚，"主邪气腹痛……破坚积"（《神农本草经》）；大枣、生姜安中和营卫。合方令木气左疏、阳明右降，枢机复转，郁解痞消。

◆ 柴胡疏肝散（《证治准绳》引《医学统旨》）

"（主）胁痛"

主治：木郁失疏。功效：疏少阳、和血络。肝胆表里，少阳失疏，久之必然厥阴血络失其灵活流转，即所谓气滞血瘀。方含四逆散而加香附、川芎、陈皮。柴胡、芍药、香附、川芎调肝胆气血，气行而血和；枳实、陈皮入太阴肺，燥痰利肺，从金治木之法；炙甘草和中缓急、调和升降。原书仅记载主治胁痛，现常扩展治疗情志郁闷不疏等。世讹传以忧郁为肝病之志，此甚谬也：忧郁即是悲忧，实属肺金之志，因金能克木，故悲忧郁闷可致肝郁，并非肝胆本志也。方名"疏肝散"，实利金疏木、肝胆兼顾。

四物汤（《仙授理伤续断秘方》）（附：血府逐瘀汤、通窍活血汤）

"伤重，肠内有瘀血者。"

主治病证：血络失和、肝血失荣。

病证分析：肝藏血，肝之疏泄与周身脉络中血液的流通相互影响。不论内伤、外伤，诸因所致脉络受损血运瘀阻而妨碍肝木疏泄者皆本方所善。血行瘀阻，木失疏泄，不通而痛；瘀血可见大便色黑，故曰肠内有瘀血，不必拘泥。此伤于阴气左升端疏散不利也。

方义解析：和血散瘀、荣木止痛。肝为藏血之脏，血当灵活，肝木方能得血之养而柔和；血失疏泄便是血瘀，瘀则失其濡养之能，当需活血散瘀。川芎、当归调肝血之瘀、补肝血之亏；芍药敛营归肝，助其藏血；芎、归、芍三物合用，补散并举，令瘀血散而不伤血；熟地滋水生木，以补生血之源，合前三味更能补而不滞、散而不耗。后世亦以其调和肝血之能，用治肝血亏虚（血虚）诸症。

附方：

◆ 血府逐瘀汤（《医林改错》）

"血府逐瘀汤治胸中血府血瘀之症。"

"头痛、胸痛，胸不任物，胸任重物，天亮出汗，食自胸右下，心里热，瞥闷，急躁，夜睡梦多，呃逆，饮水即呛，不眠，小儿夜啼，心跳不忘，夜不安，俗言肝气病，干呕，晚发一阵热。"

主治：气滞血瘀。肺金闭郁，宣泄不及，金病克伐木气而令木失疏泄（木失疏泄包括少阳气郁与厥阴血瘀）。肺居胸中，肺金闭郁，宣泄不及，故见胸闷、胸背沉如负重；寅至晨时当少阳之气旺盛时，郁阳强欲求舒，故见天亮出汗；至夜血当归肝，血络瘀阻，归肝不及，营不能与卫气相协，故晚发一阵热；厥阴血络瘀阻、清窍失养，故头痛、多梦、不眠；肝血瘀阻，胸中血脉不宣则胸痛；木郁而强疏泄则为相火，而见眩瞀、头痛；木郁相火扰心则急躁；小儿夜啼、心悸不安皆为血络失和，肝木失其和缓，发为相火所致。王氏不明生克制化，因解剖视胸腔中有瘀血便谓之"胸中血府"，其实金郁制木而已。功效：

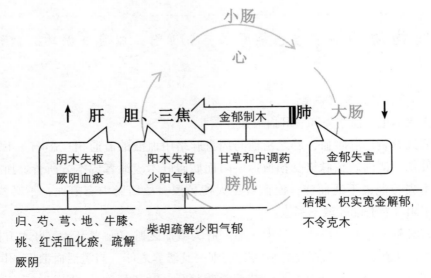

血府逐瘀汤方义图示

宽金解郁、疏解少阳、调和肝血。组方相当于取四逆散加桔梗以调气，又取桃红四物汤加牛膝以调血。柴胡疏解少阳之郁；枳实、桔梗入太阴肺，宣利肺金、开散郁结，不令病金克木；枳桔配伍柴胡以恢复左升右降之性；四物汤加桃仁、红花、牛膝入厥阴肝以和血化瘀；甘草并能守中气而和药性。胆肝为表里，疏少阳气郁，能辅助散厥阴血瘀。全方气血同调、金木并治而为功。

◆ 通窍活血汤（《医林改错》）

"通窍活血汤治头面四肢、周身血管血瘀之症。"

"头发脱落，眼疼白珠红，糟鼻子，耳聋年久，白癜风，紫癜风，紫印脸，青记脸如墨，牙疳，出气臭，妇女干劳，男子劳病，交节病作，小儿疳症。"

主治：瘀血内阻、窍闭不通。头为清窍、发为血余，窍闭血涩失养故发落；血脉瘀阻，官窍失和而为目痛珠红、酒糟鼻、久聋、牙疳口气；男女久劳，消耗营血，血枯瘀结，以及余症，亦皆血络失和所致；交节（节气转变）之时阴阳出入，瘀血阻碍枢机，故令病症加重。功效：通窍活血。麝香辛香窜烈，能通行十二经，开通诸窍以为先导；老葱、老姜气味辛散，更助麝香通窍之力；桃仁、红花、赤芍、川芎入厥阴，和血络，化瘀通痹阻；大枣能调和药性、缓和中州，以免峻药过耗正气，合老姜建运中州。合方令血络疏通、孔窍畅开而取效。心包代心受过，亦属厥阴，厥阴病可连及心神，故本方尚可用于瘀血痹阻、神窍失明之神昏、烦躁、不寐、昏谵等。

本方与搐鼻散均可用于窍闭神昏。搐鼻散主清少阳三焦之痰阻以通清窍，本方功偏开通厥阴肝络与厥阴心包之瘀血以通窍。

当归饮子（《重订严氏济生方》）

"治心血凝滞，内蕴风热，发见皮肤遍身疮疥，或肿，或痒，或脓水浸淫，或发赤疹瘙癗。"

主治病证：木枯失荣，血络失和，蕴热生风，发为疮疹。

病证分析："诸痛痒疮，皆属于心"（《素问·至真要大论》）、"少阴有余则病皮痹隐疹"（《素问·四时刺逆从论》）。强调心火灼伤在疮疹瘙痒类症中的致病作用（皮肤属肺金，金畏火）。然而，心主血、肝藏血，肝血失和，郁滞生热，乃血中熏热之所由来。病在肝血失和，血中风热，虚火邪金，犯于皮肤，因热而生疮疹，因风而作瘙痒。

方义解析：荣木和血，疏风止痒。当归、白芍、川芎、生地黄、何首乌即四物汤加何首乌以养血活血，血络敷和以复厥阴疏泄之职；虽为内起之风，发于表者因其不密，故予黄芪入肺金、实皮肤以固表御风；白蒺藜、防风、荆芥穗疏风透热、清木凉血，血中热解则疮消、风去则痒止；炙甘草和中调药。

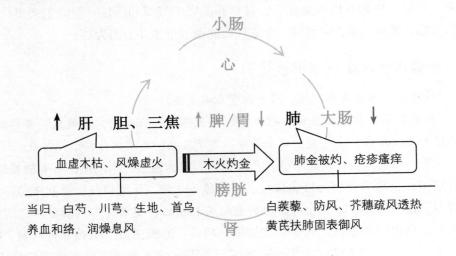

当归饮子方义图示

大秦艽汤（《素问病机气宜保命集》）

"中风，外无六经之形证，内无便溺之阻格，知血弱不能养筋，故手足不能运动、舌强不能言语，宜养血而筋自荣，大秦艽汤主之。"

主治病证：血络亏虚，风邪外袭之中风初起在经络。

病证分析：肝主筋、主藏血，故曰"足受血而能步，掌受血而能握，指受血而能摄"（《素问·五脏生成》）。"虚邪之中人也……搏与筋，则为筋挛"（《灵枢·刺节真邪》）、"手屈而不伸者，其病在筋"（《灵枢·终始》），"风袭于表，郁其肝木，木郁风生，耗伤津血，故病挛缩"（《四圣心源》）。本证乃因素体血虚，"血弱不能养筋"，又被风邪外袭（"邪之所凑，其气必虚"），经络痹阻，不能达于足、掌、四肢，故见抓握不利、肢体不遂、屈而不伸；足厥阴肝经"循喉咙之后，上入颃颡，连目系，上出额……其支者，从目系下颊里，环唇内"，厥阴经气痹阻，故见舌强语謇、口眼㖞斜等。此伤于阴气左升归潜不及，反化生风也。甚至不必拘泥于中风之病，如见肢体麻木、痹痛，恶寒发热，属血虚而风邪外袭、经络痹阻者，均有使用时机。

方义解析：和血、疏风、清热。"风伤筋，燥胜风"（《素问·阴阳应象大论》），故取秦艽、羌活、独活、防风、白芷诸味辛散性燥，外疏风邪，内保正气；秦艽、细辛引诸辛之味，内通经络、外疏风邪；生地、熟地、当归、川芎、白芍养血和络，厥阴润泽而肢体得用、疏泄得复，不复动风，"木达风息，血复筋柔，则挛缩自伸"（《四圣心源》）；"血不利则为水"，今经络不利，难免水饮有所停聚，以白术、茯苓二味利水化饮以绝痰饮；木气失疏，蕴热难免，以石膏、黄芩清血中蕴热，合用以免风阳化热而更伤血分，亦能调和诸辛热药味；甘草和中调药。《医方考》评本方："养血于疏风之后，一以济风药之燥，一使手得血而能握、足得血而能步也。"

当归芍药散 （《伤寒杂病论》）（附：当归散）

"妇人怀妊，腹中㽲痛，当归芍药散主之。"
"妇人腹中诸疾痛，当归芍药散主之。"
主治病证： 木枯而郁、脾虚生湿。
病证分析： 妇人素体血虚，或因妊妇养胎更耗母血，血枯木燥而生风，风木克土则腹痛；"血不利则为水"，血络不畅，水气停滞，或素体脾虚而更易停湿。黄元御谓："以胎前产后诸病，土湿木郁而生风燥。"此为阴气左升失和，木气异常疏土之证。

方义解析： 柔肝缓急，渗湿健脾。芍药、当归、川芎和血柔肝，木荣则风息，风止不复克土则痛止；白术、茯苓、泽泻渗湿健脾，土强则自能御风。

小建中汤证亦见腹痛，并且同为肝木克伐脾土。但小建中汤脾阴不足而肝血不虚，见虚热烦燥消瘦类症，故君饴糖以补脾阴，芍药泄风木；当归芍药散为脾运不及（属脾阳弱）与肝血亏虚并见，当见虚浮水湿肿胖类症，而治方以渗湿运脾与荣血柔木并进。

附方：

◆ 当归散 （《伤寒杂病论》）

"妇人妊娠宜常服，当归散主之。"
主治： 妊娠血虚，胎动不安。妇人胞宫孕养胎元，胞宫又属血室，其血多于气则胎安、气多于血则胎躁。功效：和血清风、培土燥湿。当归、芍药、川芎和肝血而养胎；若有血亏，当虑相火动风扰胎，故加黄芩入木清风平相火而安胎；白术燥湿益脾，助气血化生之源，湿去而营血充盈，所以安胎。此方调和左升之阴气以使其徐和生生，而防其化为风阳相火。诸味为散，轻剂以图缓效。若确属血虚胎元不安者，可为汤调摄。

当归贝母苦参丸（《伤寒杂病论》）

"妊娠小便难，饮食如故，当归贝母苦参丸主之。"

主治病证：血虚木燥，决渎失疏。

病证分析："肝壅……不得小便"（《素问·大奇论》）。妊娠血枯木燥，疏泄失职，三焦决渎不利，湿热留结。厥阴肝与少阳同病。

方义解析：养血荣木、利湿散结。当归和血荣木，复肝木疏泄之能，用于妊妇能补血而不伤胎；贝母散痰湿凝结，通利三焦，恢复少阳疏泄；苦参清热利湿通淋。本方利水而不治膀胱，从疏泄木郁着手，木气疏泄则三焦水道复利。男子及非妊妇不忧养胎，但加滑石渗利三焦以增其效。

酸枣仁汤（《伤寒杂病论》）

"虚劳虚烦不得眠，酸枣仁汤主之。"

主治病证：肝魂不敛、相火扰神。

病证分析："肝藏血，血舍魂"（《灵枢·本神》），肝血亏虚则魂失所寄，魂浮则梦扰连绵、寐不得安；营血亏虚，相火扰动，心神见烦而不得入眠。病在木行阴气左升失潜涵，不能化作温煦之火，反生相火，扰动心君。

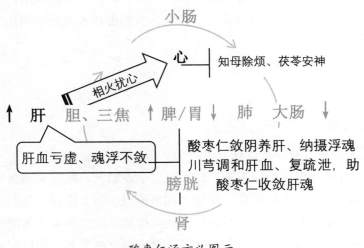

酸枣仁汤方义图示

方义解析：养肝敛魂、除烦安神。肝藏魂藏血、主疏泄，虚劳之人肝脏阴血亏耗，失于疏泄，反化相火。酸枣仁重用二升为君，养肝阴、补肝体、敛肝魂；川芎疏泄肝血，以遂肝木舒展之性；肝阴亏虚则相火内生，相火扰神故烦，故予知母、茯苓除烦安神；木气失疏泄，于血则为瘀、于水而凝饮，故予茯苓配伍川芎，利水化瘀，血水同调，恢复木气疏泄；炙甘草调和药性。

青蒿鳖甲汤（《温病条辨》）

"脉左弦，暮热早凉，汗解渴饮，少阳疟偏于热重者，青蒿鳖甲汤主之。"
"夜热早凉，热退无汗，热自阴来者，青蒿鳖甲汤主之。"
主治病证：血虚发热。
病证分析：热病后期，邪气已去，阴血损耗，厥阴枯耗，血分虚热。入夜卫气本应收潜入营，阴平阳秘，此为其常，但营血亏耗时卫气归而无所潜藏，故至夜则发热；晨起卫气复行于阳，不扰乎营，故热退；热退无汗，故不同于阳明病之蒸热汗出，亦非太阳汗出而解之象；脉左弦亦为厥阴病之佐证。

方义解析：和血退热，清透伏热。鳖甲、地黄、知母滋水荣木，鳖甲引经入厥阴，更可散阴分中虚热；青蒿入少阳及厥阴血分以清解伏热余邪；丹皮入血分，疏木和络，清厥阴血中之热，使厥阴荣润且舒展。合方令厥阴荣润，疏泄调达，伏热清透，卫气能与血分调和，则夜热自退。

芍药甘草汤（《伤寒杂病论》）（附：黄芩汤、奔豚汤）

"……若厥愈足温者，更作芍药甘草汤与之，其脚即伸……"
主治病证：木气失柔。
病证分析：常见拘急、挛痛类症。"肝气热，则胆泄口苦筋膜干，筋膜干则筋急而挛，发为筋痿"（《素问·痿论》）。肝主筋、脾主肉，挛急之状，取筋急掣肉之象，比木急克土之类。

方义解析：平木缓急。芍药泄肝木、平肝风，"入肝家而清风"（《长沙药解》）；炙甘草培土和中缓急。二味相合，酸甘化阴，益营荣木。肝气舒缓，不克脾土而拘挛舒展、掣痛能止。挛急不限于足胫，《医学心悟》载本方"止腹痛如神"，不亦因腹属脾土，受木急所克，挛而作痛乎。临证常需追溯病由，或为土寒生湿、木枯血燥等，灵活化裁。《伤寒杂病论》所载芍药并无赤、白之分，但方后注并无去皮及水煮等炮制，且木急有余之气仍宜赤芍之疏散，故还以赤芍为宜。

本方及后附皆属风木疏泄太过，相火克伐脾土之类。

附方：

◆ 黄芩汤 (《伤寒杂病论》)

"太阳与少阳合病，自下利者，与黄芩汤；若呕者，黄芩加半夏生姜汤主之。"

主治：木邪乘土之下利。表邪内陷中州，碍其升降，又被相火所乘，故下利兼见腹痛呕逆，并非脾寒，当有舌红脉弦。功效：疏木清风，和中缓急。黄芩色黄带青，清肝胆邪热，平木中相火；芍药合甘草酸甘化阴，益营荣木，木荣则舒，不令伐土；芍药伍黄芩柔木清风制相火（雷火），相火归位，木不克土，则腹痛泻利可解；大枣、炙甘草培土和中御木。本证属热利，予黄芩、芍药不嫌其寒，木平则土安。若利而兼呕者，为兼有邪入碍胃，胃失和降，水饮内生，加半夏、生姜化饮降逆止呕。

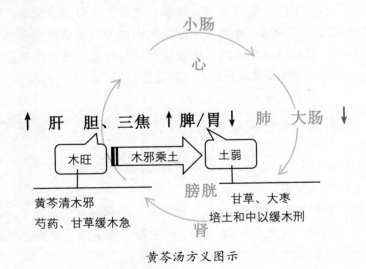

黄芩汤方义图示

◆ 奔豚汤 (《伤寒杂病论》)

"奔豚气上冲胸，腹痛，寒热往来，奔豚汤主之。"

主治：风木冲逆，乘土侮金。仲景曰，奔豚"皆从惊恐得之"。恐为肾水之志，过之则克伐心火，心君被扰，无所适，风木相火乘虚上冲而作奔豚；木乘土故腹痛；木郁欲疏，相火往复，故寒热往来。功效：荣木清风、降逆缓急。

甘李根白皮肃金制木、平冲降逆；黄芩清少阳，泄相火；当归、芍药、川芎调肝血、荣肝木，木气得养而冲逆平复；半夏、生姜入阳明胃，消痰除痞，阳明顺降，升降协调，以助甘李根白皮之平冲降逆；葛根伸脾郁、缓木急，土强肌荣，不惧风木克伐；炙甘草和中、缓急、调药。

风引汤（《伤寒杂病论》）

"除热瘫痫。"

"疗大人风引，少小惊痫瘛疭，日数十发，医所不能疗，除热镇心，紫石汤（与本方同）……永嘉二年，大人、小儿频行风痛之病，得发例不能言，或发热，半身掣缩，或五六日、或七八日死。张思惟合此散，所疗皆愈。"（《外台秘要·风痛门》引崔氏）

主治病证：热引动风。

病证分析：不论表里之热，热极而煽动风木，风木动而抽掣；复因少阳枢机不利，兼夹湿热。当为发热类疾病之变证，相当于后世所谓"急惊风"。"厥阴者，肝脉也，肝者筋之合也，筋者聚于阴器，而脉络于舌本也。故脉弗荣则筋急，筋急则引舌与卵……"（《灵枢·经脉》），故症见热退或未退，又出现言謇、振掉抽掣、昏眩惊厥，或面红目赤、苔厚腻、脉属弦浮。

方义解析：泄热息风，肃金制木，扶正固本。生龙骨、生牡蛎、生石膏、寒水石，此四物金石介壳类，其气属金，禀性重镇，能克制木气过分疏泄，息风降逆，取金克木之意，"木得金而伐"（《素问·宝命全形论》）；寒水石之寒又

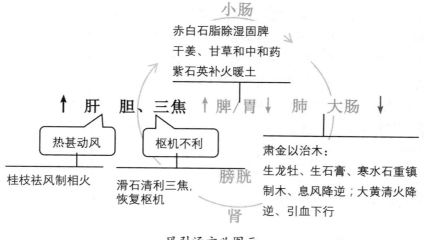

风引汤方义图示

助肾水以治火；龙骨、牡蛎之重又可固涩魂魄之纷驰；大黄泄西方金而制约东方风木，肃降之理同前四物，又可荡除风火湿热之邪；桂枝祛风平木，合甘草补君火、制相火；干姜防苦寒伤中，合甘草以培土扶中，合桂能温运肝脾而恢复一气左升之常；赤石脂、白石脂除湿固脾；滑石合大黄以渗利湿热，清利三焦；紫石英补火暖土、扶正固本。合方令火清、风息、木平、金肃，周转之气复健而风愈本固。（参考《医学从众录》）

镇肝熄风汤（《医学衷中参西录》）

"治内中风证（亦名类中风，即西人所谓脑充血证），其脉弦长有力（即西医所谓血压过高），或上盛下虚，头目时常眩晕，或脑中时常作疼发热，或目胀耳鸣，或心中烦热，或时常噫气；或肢体渐觉不利，或口眼渐形㖞斜，或面色如醉；甚或眩晕，至于颠仆，昏不知人，移时始醒，或醒后不能复元，精神短少，或肢体痿废，或成偏枯。"

主治病证： 风木内动，气血上逆之中风。

病证分析： "阳气者，大怒则形气绝，而血菀（郁）于上，使人薄厥"（《素问·生气通天论》）、"血之与气，并走于上，则为大厥，厥则暴死。气复反则生，不反则死"（《素问·调经论》），木气疏泄不遂而生发过度以致暴亢，气血随之上冲，故致眩晕、目胀耳鸣、面赤如醉，甚至昏仆不识人等；"有伤于筋，纵，气若不容，汗出偏沮，使人偏枯。"（《素问·生气通天论》）气血亢逆则失其荣润，不能荣于筋则偏身不遂、口眼㖞斜，不荣于腠而半身无汗。此风并非外受，故称"内中风 / 类中风"。

方义解析： 清金镇木、降逆息风。厥阴肝木、藏血之脏，风动则血升过度而不藏，气血并逆于上而为病，故以怀牛膝调和血络、引血下行；生赭石、生龙骨、生牡蛎、生龟甲四味介石重镇，其气属金，以金制木，收风潜阳；重镇潜制并非目的，恢复木气疏泄常度为旨，故以川楝子、生麦芽、茵陈疏肝以随风木疏泄之常；生杭芍合甘草柔肝泄木缓急；龟甲、玄参、天冬益水荣木以涵风（张锡纯谓玄参、天冬能滋肺金而制肝木，可作参考）；甘草和中调药。合方镇右金而平左木，息风阳而安血气，以回升降之常度。

芍药汤（《素问病机气宜保命集》）（附：白头翁汤）

"下血调气。经曰：泻而便脓血，气行而血止，行血则便脓自愈，调气则后重自除。"

主治病证：湿阻气滞，郁热伤络之湿热血利。

病证分析：邪热入阳明腑，与水谷精微抟结化为湿浊，困阻阳明，碍其承降，以酿湿热；湿性黏滞，郁遏木气，木欲疏不能故后重；木郁而化热，热迫血络故便血；血热盛而伤肉酿脓。此右旋肃降黏滞、左旋生升困郁、金木失和之证。

方义解析：清热燥湿，调气行血。黄芩、黄连清热燥湿，除气血扰乱之源，黄芩尚能清血中热，血清则络宁；木香、槟榔行阳明滞气而复木气疏泄；芍药、当归入厥阴血分，荣络而和血；肉桂辛热温通，配归、芍入厥阴以和血络；大黄配黄芩、黄连能燥湿，合木香、槟榔能调气；甘草和中调药，配伍黄芩、芍药能平相火而缓木急，内含黄芩汤之意。合方降气除滞而阳明顺承，木气疏泄而后重自去，故曰"调气则后重自除"；疏木凉血安络而便血自止；血中热去则不复腐肉蕴脓，故曰"行血则便脓自愈"。

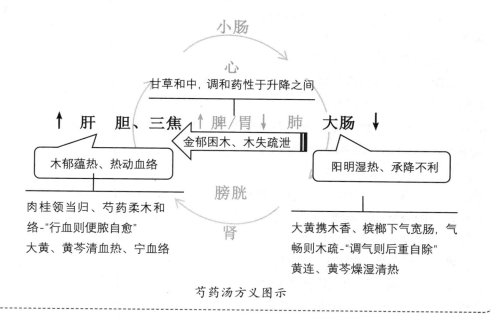

芍药汤方义图示

附方：

◆ 白头翁汤（《伤寒杂病论》）

"热利下重者，白头翁汤主之。"

"下利欲饮水者，以有热故也，白头翁汤主之。"

主治：下利湿热伤血。"下重"指里急后重，因木被热伤，疏泄失常而致；

热势伤津故渴；热势较重，热扰血络而络伤，当见下利带血。功效：清热燥湿，凉血止痢。白头翁、秦皮清木凉血，秦皮并能收涩止痢；黄连、黄柏清热燥湿止痢。合方清肠中湿热以及血络中热，恢复木气疏泄血络安和以止热利下血。

芍药汤、白头翁汤与生姜泻心汤均见下利，同以苦燥清热燥湿。生姜泻心汤为饮热所迫，并未扰动厥阴肝木，故无便血，治疗重点在清心火及化水饮。芍药汤侧重于调木失疏泄之后重与动血，侧重行气血。白头翁汤证热势较甚，伤络下血，故清热、凉血并重。

升麻鳖甲汤（《伤寒杂病论》）（附：犀角地黄汤、槐花散）

"阳毒之为病，面赤斑斑如锦文，咽喉痛，唾脓血。五日可治，七日不可治，升麻鳖甲汤主之。"

"阴毒之为病，面目青，身痛如被杖，咽喉痛。五日可治，七日不可治，升麻鳖甲汤去雄黄、蜀椒主之。"

主治病证： 热入厥阴，伤络动血。

病证分析： 阴阳毒为热入厥阴，气病入血。阳毒者热势正盛，阴毒者血伤更深。阳毒，气分（阳明／少阳）热甚，热势所迫，血液充斥络脉故面赤发斑；阴毒，厥阴血络损伤为重，木郁不疏故面青；木病乘土故身痛；足厥阴经"循喉咙之后"，故热入伤血而咽喉痛、唾脓血。

方义解析： 凉血解毒。升麻"主解百毒，杀百精老物殃鬼"（《神农本草经》），清气热、凉血热，并能清利咽喉；鳖甲除恶血、散结聚，透厥阴血分之热毒；当归益肝血、和脉络，以缓血络之所伤；雄黄"杀精物邪气、百虫毒"（《神农本草经》），合蜀椒以解毒祛邪；甘草清热解毒。阴毒之病，血络不和为主，热毒邪气已缓，则去蜀椒、雄黄，以凉血和络为主。

本方及后附方均为治疗热入厥阴之方，少阳而来为表里传、阳明而来为相克传变，温病家称之为热病由气入营血。

附方：

◆ 犀角地黄汤（《外台秘要》录《小品方》）

"伤寒及温病应发汗而不汗之，内蓄血者，及鼻衄、吐血不尽，内余瘀血，面黄，大便黑，消瘀血方。"

主治： 热入厥阴，瘀热内停，迫血妄行。温病热由气分传入（厥阴）血分，大热已去，厥阴瘀热留存。热在血中，迫伤血络，可见发斑、吐血、衄血、溲血、下血（或黑便）等；热在厥阴血分，扰乱心包，可致烦狂谵妄。功效：凉血消瘀宁血。犀角清厥阴血中之热，血中热除则不妄外溢、厥阴清宁则神明安定；地黄补水生木以补肝体之伤、益水制火以清血中邪热；芍药、丹皮和络散瘀，以复厥阴疏泄之职，配伍犀角更能散血中余热。本方亦名芍药地黄汤，为使厥阴血分清宁平静、疏泄复常之方。

◆ **槐花散**（《普济本事方》）

"治肠风藏毒，桃花散。"

主治：厥阴血络受损所致的肠风下血。此因起居失宜、恣食酒肉五辛，胃肠间积热内生或湿热蕴滞，阳明之热迫于肠间血络，厥阴血分失其疏泄，血外溢而致。功效：清木疏风、和络止血。槐花清厥阴血热，善止肠风下血；枳壳破气开郁助右降（从金治木），气行则热散，使热不复熏灼血络；风热在血，当疏而散之，荆芥疏风散热，热去不复伤血络故能止血；侧柏叶凉血止血。酒肉家多湿热内蕴，服此方之后，当除湿热以治本，可参考《伤寒杂病论》中"下血，先血后便，此近血也，赤小豆当归散主之"条，予赤小豆当归散之类以祛湿和络；久之血络必伤，可酌加当归芍药之类以养木和木。

柴胡加龙骨牡蛎汤（《伤寒杂病论》）

"伤寒八九日，下之，胸满烦惊，小便不利，谵语，一身尽重，不可转侧者，柴胡加龙骨牡蛎汤主之。"

主治病证：邪陷少阳，轻扰血室。

病证分析：误下之后邪陷少阳，热扰血室（血室属厥阴，与少阳病表里传变），心神不安（邪气扰动血室，轻浅而未固着，不似桃核承气汤证之已入血分，热灼血室）。少阳经枢不利故胸满；邪热方临血室而未煎灼之，故虽有烦躁、惊怖、谵语而尚不及桃核承气汤证之如狂，更不及抵当证之发狂；少阳三焦精微输布失常，机体失用，故身重、不可转侧；决渎失枢，精微不能下输膀胱，故小便不利。

方义解析：和解少阳、清解血室、宁神定惊。方由小柴胡汤合桂甘龙牡汤加大黄、铅丹而成。柴胡、黄芩清疏少阳邪热，又能内透血室之热外出（与小柴胡汤治疗热入血室同理）；半夏、大黄辟痰泻浊，开通右降之路以制相火上扰，以金制木之法；大黄由桂枝引入血室而能清血中瘀热以除烦宁神（与桃核承气汤中桂枝配伍大黄同理）；桂枝、炙甘草温心阳、扶君主，主明则下安，合龙骨、牡蛎有桂甘龙牡汤之意，以扶君火、抑相火，除烦定惊安神；人参、茯苓养心安神；证因误下而成，中气受损，参、苓、草又能安中固本；铅丹涤痰镇惊（现多不备，或可以青礞石、生铁落之类代之）；龙骨、牡蛎潜敛浮阳，安定心神；生姜、大枣、甘草益营卫之源而和中扶正。合方和解少阳而兼清厥阴血室，为治疗少阳热欲初犯血室所设。

桃核承气汤（《伤寒杂病论》）（附：抵当汤／丸、下瘀血汤、大黄䗪虫丸）

"太阳病不解，热结膀胱，其人如狂，血自下，下者愈。其外不解者，尚未可攻，当先解其外；外解已，但少腹急结者，乃可攻之，宜桃核承气汤。"

主治病证：血室瘀热。

病证分析：条文中所谓"热结膀胱"本质应为瘀热结于血室。太阳小肠本以温暖下焦（包括血室）为职，若邪入太阳（小肠）不解，邪热熏灼血室，以致其血热拚结则致此证。因其由太阳传变而来，亦有称此为"太阳蓄血证"。血室瘀热故少腹急结（痛有定处）；病不在太阳膀胱，气化依旧，故小便自利；血室属厥阴，血室瘀热扰动同属厥阴之心包，故如狂；若血能自下，为邪有出路，亦能自解。

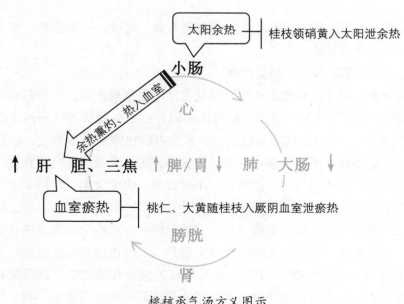

桃核承气汤方义图示

方义解析：泻热凉血散瘀。大黄、芒硝、甘草（药味同调胃承气汤）由桂枝引经，入太阳小肠以泻余热，如釜底抽薪以令血室免受炙烤；桃仁、大黄能破血散瘀，《神农本草经》载大黄"主下瘀血，血闭，寒热，破癥瘕积聚"，由桂枝引入血室而下血室中瘀结；甘草同调胃承气汤之用甘草，配伍硝、黄令其能和缓以泻热而非通导攻下。

太阳伤寒（寒闭太阴肺）若热壅在营分，得衄使营分燔灼之热随之而解，见于麻黄汤证衄后热退（不药自衄或药后衄解）；若热在太阳小肠，血室被灼者，得下血则热随血出亦可解，见于桃核承气汤证。衄血与下血，其泄营血中郁热之理类似。

热入血室相关方证汇总：小 / 大柴胡证较为表浅（症见烦或微烦，解以柴、芩）；柴胡加龙骨牡蛎汤证稍深入（症见烦惊，解以柴、芩加军、桂）；再入者瘀热并重，为桃核承气汤证（症见如狂，需以桃仁、大黄配桂枝）；再入者瘀热相结，为抵当汤 / 丸证（症见发狂，需以桃仁、大黄配蛭、虻）；陈瘀固着者为下瘀血汤证（症见腹痛经闭，以大黄、桃仁配䗪虫）；久劳干血者为大黄䗪虫丸证（症见甲错、目暗黑，必以诸虫配地、芍）。以上均属圆运动左旋不利之证，阳证（偏浅表）在少阳，在气多于在血（热多瘀尚少）；阴证（偏深里）在厥阴，在血多于在气（瘀多热渐少）。至于后世凉开三宝也是以凉血室、清心包为主，法出于此，同时综合清心、疏木、镇风等而成。

附方：

◆ 抵当汤 / 丸（《伤寒杂病论》）

"太阳病六七日，表征仍在，脉微而沉，反不结胸，其人发狂者，以热在下焦，少腹当硬满，小便自利者，下血乃愈。所以然者，以太阳随经，瘀热在里故也，抵当汤主之。"

"太阳病身黄，脉沉结，少腹硬，小便不利者，为无血也。小便自利，其人如狂者，血证谛也，抵当汤主之。"

"阳明证，其人喜忘者，必有蓄血。所以然者，本有久瘀血，故令喜忘。屎虽硬，大便反易，其色必黑者，宜抵当汤下之。"

"妇人经水不利下，抵当汤主之。"

主治：热入血室，瘀热相结。邪在太阳小肠，日久炙灼血室，血炼成瘀，瘀热相结。本证亦可由阳明证气血两燔，血热扰及血室而致（温病家谓之热入血分）。瘀热结于下焦血室，故少腹硬满；血室属厥阴，心包受瘀热扰动故发狂；女子胞属血室，瘀热结故经水不利。从阳明传入者，土燥津伤，本应大便硬，然而热迫血妄行，血溢肠间，出血润滑肠道，故大便反易；血属木，被火灼之而焦，故使大便色黑；营血耗伤而心失所养故喜忘。功效：破瘀泻热。水蛭、虻虫、桃仁破血室瘀结；大黄随三味血药入厥阴，而能泻血中热而逐瘀，又能清胃肠而除热之源。

"伤寒有热，少腹满，应小便不利，今反利者，为有血也，当下之，不可余药，宜抵当丸。"抵当丸证病势较缓和，理法同前。每煮一丸，服后以下血为效，不效更服。

◆ 下瘀血汤（《伤寒杂病论》）

"师曰：产妇腹痛，法当以枳实芍药散，假令不愈者，此为腹中有干血着脐下，宜下瘀血汤主之；亦主经水不利。"

主治：陈瘀固结。（产后）血室受损，瘀血恶物凝结，木气疏泄不利，郁而作痛。轻者枳实芍药散破气散瘀法当取效，若血已干结，需予此方。功效：下瘀去浊止痛。桃仁、䗪虫破血逐瘀，桃仁质润，又宜于干血之枯，䗪虫又善疗产后血肉损伤之痛；若产后恶露等菀陈浊物排出不尽，阻碍气血，反资瘀热，可以大黄降气泄浊下瘀。

◆ 大黄䗪虫丸（《伤寒杂病论》）

"五劳虚极羸瘦，腹满不能饮食，食伤、忧伤、饮伤、房事伤、饥伤、劳伤，经络营卫气伤，内有干血，肌肤甲错，两目暗黑。缓中补虚，大黄䗪虫丸主之。"

主治：瘀结血枯。劳伤日久，营血炼耗，瘀结干枯。枯血失却濡润滋养之职，故见肌肤甲错、两目暗黑。功效：养血荣木，破瘀消癥。䗪虫、虻虫、水蛭、蛴螬四味虫药性能钻深走窜，深入经络瘀结之处，配合干漆、桃仁破血逐瘀之品，共奏搜瘀破癥之能；大黄配伍血药能泻热行瘀，攻下陈结；芍药、地黄二味重用，益水生木，以补血润枯；杏仁苦以除滞满、润以荣枯燥；黄芩合大黄清血热；甘草调和药性、培土和中。以上诸味共白蜜为丸剂，以峻药缓攻，徐徐奏效。

当归四逆汤（《伤寒杂病论》）

"手足厥寒，脉细欲绝者，当归四逆汤主之。若其人内有久寒者，宜当归四逆加吴茱萸生姜汤。"

主治病证： 血虚血郁、寒凝厥逆。

病证分析： 肝藏血、主疏泄。厥阴肝木疏泄不及以致血郁不达，则营卫失于敷布四末，卫不达则寒而厥、营不至则脉微细。

方义解析： 和血疏木，温经通脉。当归、芍药入厥阴肝血，散郁荣木以调达木气之舒畅，《长沙药解》称其"辛温之性，又与木气相宜，酸则郁而辛则达，寒则凝而温则畅，自然之理也。血畅而脉充，故可以回厥冷而起细微"；桂枝、细辛温厥阴肝，通达营卫以至四末，配伍归、芍令肝温而血和、脉畅而厥舒；通草助桂辛通血脉、除寒厥，其性凉并能清利血中郁热；甘草、大枣守中益营、调和药性，大枣重用二十五枚，以生营血、补肝木。合方令血疏脉畅、营卫敷布四末而寒厥消解。

本方与四逆散均见木郁而四肢厥逆。四逆散证为少阳气郁失疏（阳气左旋，舒展不及），以柴、枳行气散郁；当归四逆汤证为厥阴血虚而郁（阴气左旋，疏泄不及），以归、芍配辛、桂通厥阴血涩脉寒。

温经汤（《伤寒杂病论》）

"问曰：妇人年五十所，病下利数十日不止，暮即发热，少腹里急，腹满，手掌烦热，唇口干燥，何也？师曰：此病属带下，何以故？曾经半产，瘀血在少腹不去。何以知之？其证唇口干燥，故知之。当以温经汤主之。"

主治病证： 胞宫夙瘀，血枯木郁蕴热。

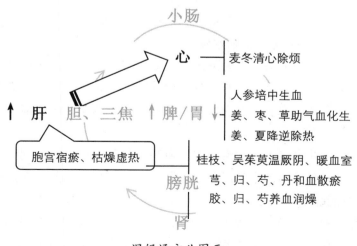

温经汤方义图示

病证分析：胞宫（属血室）夙有瘀血，碍于瘀血，血不归经而下血；连日下血，营血耗伤，失于濡养，故唇口干燥（燥而不渴，非太阳证、非阳明证、非少阴证）；瘀血阻碍，木失疏泄，故少腹痛、腹满；入夜卫入归阴而营血枯亏，不能与之相配，卫阳相对有余，故暮即发热（此理同温病热入营血后见夜热早凉）；血室瘀滞，木气不舒，郁热蒸心，故掌心烦热。此证另可见月经不调、崩漏、痛经、不孕等。

方义解析：温血室，散瘀结，益营血，清烦热。观温经汤主症并无寒象，反有郁热，何需"温经"？盖缘木气乃气之左升一端，血室（属厥阴）随阳气上升动作而舒展，得寒则凝滞，得温方能疏泄。女子七七以后任脉虚、天癸竭，血不足、阳不运，故虽有血枯血瘀之燥热，而必以温润法令厥阴木疏，则其所藏之血流通和缓，其瘀消、热去、血和，自不妄下矣。吴茱萸、桂枝温厥阴、暖血室，配伍养血润燥与活血散瘀之味令血室温润调达，以顺木气疏泄之性；当归、芍药和血益营，以补肝体，以复肝用；川芎、牡丹皮散厥阴血瘀，配伍当归、芍药增强化瘀之力而不耗伤营血；麦冬、阿胶滋水清火、润燥营木，阿胶并能止血；半夏散结降逆，开通心火右降之路以辅助麦冬、阿胶清热除烦，合生姜以助运化阴柔药味；人参、大枣、生姜、炙甘草入中焦，资营阴化生之源。

桂枝茯苓丸（《伤寒杂病论》）

"妇人宿有癥病，经断未及三月，而得漏下不止，胎动在脐上者，为癥痼害。妊娠六月动者，前三月经水利时，胎也。下血者，后断三月衃也。所以血不止者，其癥不去故也，当下其癥，桂枝茯苓丸主之。"

主治病证：血室虚寒，血瘀水停。

病证分析：小肠火微，不温下焦，血室（胞宫）寒冷，血瘀水停（血不利则为水），久凝为癥。"结胎之后，经水滋养子宫，化生血肉，无有赢余，是以断而不行"（《四圣心源》），然而瘀血阻隔经水不能养胎，于是漏下不止。究其源，火不暖木以致木寒不疏。

方义解析：补火暖木、散瘀利水。血与水得寒则凝、得温则行。桂枝色赤性温，先入小肠温卫阳，小肠经阳气足则下焦血室得以温煦，血温而木气得疏（亦有谓桂枝能疏木，概缘此）；桃仁、牡丹皮、芍药活血化瘀，散结消癥；木失疏泄，血不利而为瘀、津液不利则为饮，故以茯苓配桂枝之温阳化气，利水消癥。合方令血室温和，瘀血得散、水凝得融而癥块渐消。妊妇以丸缓缓攻之，癥除而不使伤胎。推而广之，凡厥阴寒凝血瘀、水饮内停者皆可以此化裁。

本方证因木寒而瘀，与桃核承气汤等热入血室类证分居血室寒热两端。

胶艾汤（《伤寒杂病论》）

"师曰：妇人有漏下者，有半产后因续下血都不绝者，有妊娠下血者。假令妊娠腹中痛，为胞阻，胶艾汤主之。"

主治病证：宫寒血瘀之胞阻。

病证分析：肝藏血，血当灵活荣润。胞宫属血室，为肝木所系。瘀血阻碍胞宫，故云胞阻。"木愈郁而愈欲泄"（黄元御），瘀血阻络，木失疏泄而强疏泄之，血液离经故见崩漏以及怀妊下血；木气强欲疏泄故急而作腹痛。

方义解析：暖宫和血、散瘀止血。血得寒则凝、得温则行，故以艾叶暖胞宫，温经散瘀止血；川芎、当归、芍药、生地（后世四物汤药味）和血散瘀，补散兼施，肝木疏泄复常而血不妄下；妊娠下血，血必受损耗，故取阿胶以润燥养血，又能"主……女子下血。安胎"（《神农本草经》）；炙甘草调和药性。全方温经疏木、敛散并举，瘀除而血止、痛罢。出血而因瘀血者，何惧活血之法？

本方证与当归芍药散证均见妊娠腹痛，且均因血虚木急所致。本方兼有宫寒瘀血，故云胞阻，治以温经和血止血；当归芍药散兼有土虚湿停，当有湿盛肿重之象，治以和血渗湿。

另有："妇人陷经，漏下，黑不解，胶姜汤主之。"（《伤寒杂病论》）原书并未附注药味，或有认为是胶艾汤传抄之误，或为胶艾汤易艾为姜，或认为仅阿胶、干姜两味组成。其以干姜温中止血（可予炮姜，更专于止血）治疗妇人胞宫虚寒之崩漏之法可资参考取用。

乌头汤（《伤寒杂病论》）

"病历节不可屈伸，疼痛，乌头汤主之。"

主治病证：寒凝经络，阳气不宣之痹痛。

病证分析："厥阴有余病阴痹，不足病生热痹。"（《素问·四时刺逆从论》）厥阴有余（有余指寒、瘀凝滞）则困郁清阳，不得宣发而为阴痹（即本方之证），不足（指营血亏虚）则筋失濡养而为虚热痹（宜养血通痹）。"诸筋者，皆属于节"（《素问·五脏生成》），骨节为筋所聚，筋为肝所系，屈伸不能为木失疏泄、筋失所荣而致，病在厥阴；木失疏泄，经络痹阻故痛。

方义解析：温厥阴，散寒邪，除痹痛。乌头破厥阴寒凝以止痹痛；芍药除血痹，合甘草缓急止痛；麻黄通阳除寒，止痹痛；黄芪通行卫气，通利血脉；甘草、蜂蜜缓急止痛，缓和乌头峻烈之性，调和诸药。诸味合功，散寒除痹、缓急止痛。

乌头赤石脂丸（《伤寒杂病论》）

"心痛彻背，背痛彻心，乌头赤石脂丸主之。"

主治病证：厥阴寒凝、少阴火衰之心痛。

病证分析：《金匮要略》载："今阳虚知在上焦，所以胸痹、心痛者，以其阴弦故也。"心痛病与胸痹同属"阳微阴弦"，但两病之阴弦内涵不同（有关胸痹病机请见"金行方义－枳实薤白桂枝汤后附"）。心痛之阳微主要指心阳之不足，阴弦主要指阴寒凝聚厥阴、木不能疏，病在左升端阳气不能出。《灵枢·厥病》载："厥心痛，色苍苍如死状，终日不得太息，肝心痛也，取之行间、太冲。"示肝木不疏，木郁而色青苍，虽太息而窒痛不减。此为木郁不能左升化火，阳气衰于上而失于温煦之证。

方义解析：温厥阴，强心阳，除寒痛。乌头除却厥阴陈寒痼冷而止痛；蜀椒、干姜、炮附子以温脏除寒止痛；赤石脂金石重镇、色赤入心，使心气有所守而不涣散，以保心君，《长沙药解》称其可"行瘀涩，破凝滞，有催生下衣之能"。合方以辛温入厥阴除寒凝，木气温温而舒展则弦急自平，心痛乃能除。本方乌头附子同用，《本经疏证》释："其义最为微妙。沈明宗曰：邪感心包，气应外俞，则心痛彻背；邪袭背俞，气从内走，则背痛彻心。俞藏相连，内外之气相引，则心痛彻背、背痛彻心。即经所谓寒气客于背俞之脉。其俞注于心，故相引而痛是也。夫藏为俞气之所根，俞为藏气之所驻，谓其连属，则诸俞总在足太阳一经。经脉与藏并不相通也，故治俞者未必能藏，治藏者未必能及俞。附子、乌头以气相属，系不相连，而同施并投焉。则可知两物为用，温藏之寒，即能外及俞之痛；治俞之痛，即能内及藏之寒。"意背俞与脏相连，故心背痛相彻，却效不相通，故乌、附并用以俞脏同治。

《素问·脉要精微论》载："涩则心痛。"涩既可以指寸口脉象，也可以指心所主之血脉，详辨有三：①涩主阳虚寒凝：心阳不足，无力推行血脉而阴寒凝滞、厥阴不疏，可予乌头赤石脂丸之类温通之；②涩主瘀血：血瘀则脉道涩滞不畅、心脉痹阻，气血不畅，可予血府逐瘀汤之辈疏散之；③涩主血虚：血虚不充脉道，脉行不利而致，可予四物汤之类充养之。心痛病常为火微（心阳微）与木郁（寒凝、气滞、血瘀），胸痹病多见火微（心阳微）与金郁（气滞与痰饮）。因此，较之于胸痹，心痛更适合应用活血药。

当归生姜羊肉汤（《伤寒杂病论》）（附：暖肝煎）

"产后腹中疠痛，当归生姜羊肉汤主之；并主腹中寒疝，虚劳不足。"

"寒疝腹中痛，及胁痛里急者，当归生姜羊肉汤主之。"

主治病证：肝脾虚寒之胁痛、腹痛。

病证分析：寒性收引，木寒则筋拘急而不疏，木气失柔乘脾作痛。"寒气客于厥阴之脉，厥阴之脉者，络阴器，系于肝，寒气客于脉中，则血泣脉急，故胁肋与少腹相引痛矣。厥气客于阴股，寒气上及少腹，血泣在下相引，故腹痛引阴股"（《素问·举痛论》）。其痛发于厥阴肝经与太阴脾经一带，此为肝脾二脏左旋不及之证。

方义解析：温脾暖肝，和血除寒。生姜寒多者可加至一斤，温散肝脾之寒；羊肉温补肝脾，荣土养木；当归养血活血，恢复厥阴疏泄。合方令土实木荣、寒除筋缓而疠痛休止。

附方：

◆ 暖肝煎（《景岳全书》）

"治肝肾阴寒，小腹疼痛、疝气等症。"

"疝之暴痛，或痛甚者，必以气逆，宜先用荔香散。气实多滞者，宜《宝鉴》川楝散或天台乌药散。非有实邪而寒胜者，宜暖肝煎主之。"

主治病证：厥阴虚寒、木寒不疏之疝气腹痛。

病证分析："足厥阴……其别者，径胫上睾，结于茎。其病气逆则睾肿卒疝痛"（《灵枢·经脉》）。肝经络阴器而行少腹，寒主收引，寒凝肝脉致肝脉拘挛，则少腹连及睾丸拘急疼痛。功效：暖肝散寒、行气止痛。肉桂、小茴香温厥阴、除阴寒；当归、枸杞子阴柔之品入厥阴补肝体；乌药、沉香引药下沉至小腹会阴疝痛之处，以行气止痛，合桂、茴行气散寒止痛；寒凝经脉难免水气内停，可见偏肿胀甚，以茯苓配伍肉桂温气利水而消之；生姜温中而助桂、茴散寒。原书载"治肝肾阴寒"，笔者认为张氏或因病位处于下焦阴睾而言肾，但实际病从肝论足矣。

乌梅丸 (《伤寒杂病论》)

"伤寒脉微而厥，至七八日肤冷，其人躁无暂安时者，此为藏厥，非蛔厥也。蛔厥者，其人当吐蛔，令病者静而复时烦者，此为藏寒，蛔上入其膈，故烦，须臾复止，得食而呕，又烦者，蛔闻食臭出，其人常自吐蛔。蛔厥者，乌梅丸主之。又主久利。"

主治病证：太阴寒湿，湿中蕴热；厥阴寒陷，相火冲逆。

病证分析：肝脾二气均以左升为顺，相辅相成，得温则舒、得寒则郁。肝脾两寒则气左旋不利，土寒而湿停蕴热，木气陷郁而相火妄动。①主治厥阴疏泄不及、风火上冲，症见"消渴，气上撞心，心中疼热，饥而不欲食"：肝脾两陷，清阳不升，津液不承反下注，见上渴而下消（便溏下利）；阳陷不升则蕴生郁热，蕴热熏蒸故善饥；又因其脾运不及，故虽腹中饥却不欲多食；土寒无力制水又令水湿内生，寒湿阻遏阳气左升，木郁不疏，引动相火（病水生病木），故而气上撞心、心中疼热（烧心嘈杂）。②主久利之属肝脾寒湿又夹湿热者：肝脾二气不升，清阳下陷，因夹湿热又垢滞不爽；或苦于相火伐土而腹痛或为痛泻。③主蛔厥：生虫如生风、虫动如风动，蛔厥亦为水湿内郁、相火生风之象，属厥阴风木之病。发作性腹中钻顶样疼痛而时发烦躁及吐蛔，皆为相火动风上冲之象；发作时厥阴失疏泄，令"阴阳气不相顺接"，故可见四逆。

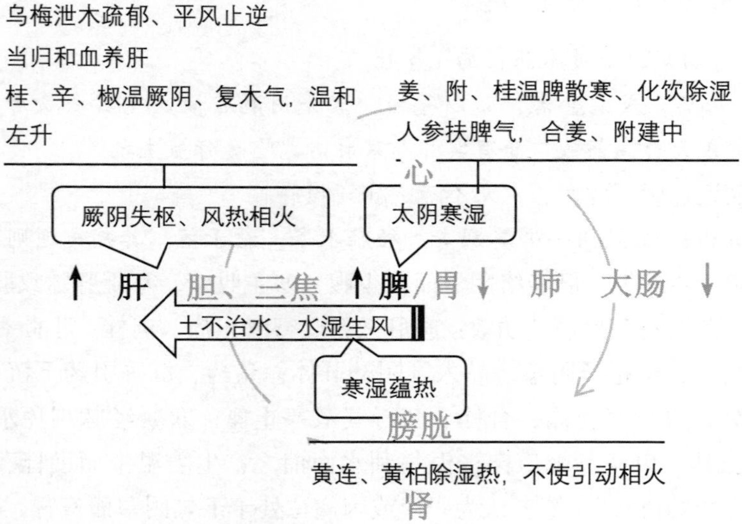

乌梅泄木疏郁、平风止逆
当归和血养肝
桂、辛、椒温厥阴、复木气, 温和
左升

姜、附、桂温脾散寒、化饮除湿
人参扶脾气，合姜、附建中

心

厥阴失枢、风热相火　　太阴寒湿

↑ 肝　胆、三焦　↑ 脾／胃↓　肺　大肠 ↓

土不治水、水湿生风

寒湿蕴热

膀胱

黄连、黄柏除湿热, 不使引动相火

肾

乌梅丸方义图示

方义解析：温肝脾、除寒湿、清蕴热，疏厥阴、却相火。干姜、炮附子、桂枝、细辛、蜀椒温脏祛寒，其中姜、附、桂入太阴脾，桂、辛、椒入厥阴，令肝脾左升之气温运徐徐，蕴热、水湿自然易于化解，此为治本之举；醋制乌梅极酸归木，敛阴气左旋而收，顺应木气左旋，故能复其疏泄之职，木气疏泄则风止逆平，并有收敛止利与安蛔之效；黄连清火除烦燥湿；黄柏善清水中夹热、热中带湿，正和湿中蕴热之机；人参、当归滋脾营、益肝血，养肝脾之体。"肝欲散，急食辛以散之，以辛补之，以酸泻之"，合方七分温、三分清，兼顾肝脾本性以顺气机周旋。命以乌梅，强调着眼于疏木治相火。肝脾左升，清阳上承则消渴止，蕴热去而不复消谷善饥，相火清而冲逆平、疼热止。乌梅丸亦能主肝脾虚寒而夹湿蕴热之久利，高学山曰："善利起本寒，成于化热，始于伤气，久则脱血，故辛热以治本寒，苦寒以治化热。"乌梅丸能主蛔厥，有"酸以安之、辛以伏之、苦以下之"之说似乎敷衍。自然界湿热之处易生虫，取象比类之：水为木之母，水中生阳则化风、湿中蕴热则生虫，生虫如生风、虫动如风动，故治虫当如治风。本方以其辛温运化水湿、以其苦燥除湿热，加以酸敛息风安虫，又以参、归复其气血，令体内水去热除，生风无由，环境变异而不利于虫生虫动，故而能主蛔厥。故本方不同于铅粉、轻粉之类禀重镇秋肃之气以杀木气生升之性，从而杀诸虫、疗癣疥者。知乌梅丸安虫而非杀虫也。此外，湿疹瘙痒属脾湿蕴热、血热（厥阴木中蕴热）生风者，本方亦有捷效。祝谌予过敏煎（方以乌梅、五味子之酸以平木息风，银柴胡以清血中虚热，防风以祛风胜湿止痒）功专风疹瘙痒，法出乌梅丸。

火行方义

　　丙火太阳，为阳气最盛，主卫、主表、主温煦。病则不能卫表、失于温煦。
太阳小肠病证列方提要：

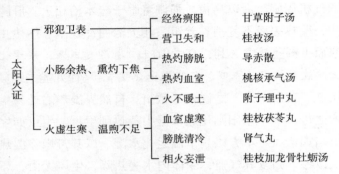

太阳火证	邪犯卫表	经络痹阻	甘草附子汤
		营卫失和	桂枝汤
	小肠余热、熏灼下焦	热灼膀胱	导赤散
		热灼血室	桃核承气汤
	火虚生寒、温煦不足	火不暖土	附子理中丸
		血室虚寒	桂枝茯苓丸
		膀胱清冷	肾气丸
		相火妄泄	桂枝加龙骨牡蛎汤

　　丁火少阴，为阳气之源，主血、主脉，藏神，内蕴元阳。君火有余、不足，
以及心神失其所主，皆为病。少阴心病证列方提要：

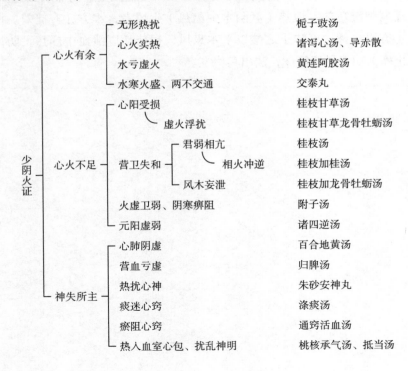

少阴火证	心火有余	无形热扰		栀子豉汤
		心火实热		诸泻心汤、导赤散
		水亏虚火		黄连阿胶汤
		水寒火盛、两不交通		交泰丸
	心火不足	心阳受损		桂枝甘草汤
		虚火浮扰		桂枝甘草龙骨牡蛎汤
		营卫失和	君弱相亢	桂枝汤
			相火冲逆	桂枝加桂汤
			风木妄泄	桂枝加龙骨牡蛎汤
		火虚卫弱、阴寒痹阻		附子汤
		元阳虚弱		诸四逆汤
	神失所主	心肺阴虚		百合地黄汤
		营血亏虚		归脾汤
		热扰心神		朱砂安神丸
		痰迷心窍		涤痰汤
		瘀阻心窍		通窍活血汤
		热入血室心包、扰乱神明		桃核承气汤、抵当汤

火行方证详义，兹书于下。

导赤散（《小儿药证直诀》）（附：小蓟饮子、五淋散）

"治小儿心热。视其睡，口中气温，或合面睡，及上窜咬牙，皆心热也。心气热则心胸亦热，欲言不能而有就冷之意，故合面睡。"

主治病证：丙丁有热。

病证分析：心火有余则烦而口舌生疮、心胸烦热；小肠火有余则熏灼膀胱而溲赤淋涩。

方义解析：清利火热。膀胱、小肠均属太阳，小肠热气熏灼膀胱故令溲赤淋涩，治疗时清利膀胱，可泻同名经太阳小肠之火，故以竹叶、木通导心与小肠之火由小便而出，故名导赤；生地黄益水制火；生甘草合前药，甘凉清泻心热。观全方，非以苦寒清热，而以甘凉益水而制热、以通利而导热，乃顾及小儿稚阴稚阳之体也。

附方：

◆ 小蓟饮子（《济生方》，录自《玉机微义》）

"下焦热结，尿血成淋。"

主治：小肠火灼膀胱，迫血动血所致尿血淋涩。**功效：**利水泻热，和血宁络。小蓟、藕节凉血止血，小蓟更可利尿通淋；木通、竹叶、栀子、滑石、小蓟导心火自小便而出，热去而血络安和；生地黄益水制火、凉血安络；血之所出，络之所伤，故以蒲黄调气和血、和络止血；当归和血和络，以补失血之耗伤，荣木以复疏泄之常；炙甘草调和药性。

◆ 五淋散（《太平惠民和剂局方》）

"治肾气不足，膀胱有热，水道不通，淋沥不宣，出少起多，脐腹急痛，蓄作有时，劳倦即发，或尿如豆汁，或如砂石，或冷淋如膏，或热淋便血，并皆治之。"

主治：热灼膀胱、湿热熏蒸之五淋。"膀胱者，州都之官，津液藏焉，气化则能出矣""三焦者，决渎之官，水道出焉"（《素问·灵兰秘典论》）、太阳小肠又主温煦下焦，因此膀胱与三焦在调节下焦水液代谢生理功能方面密切相关、相互影响。热伤多责太阳二腑之邪热，湿滞多因三焦之疏泄不及。热灼则小溲灼热频急为热淋；水道决渎不利而湿热蕴生则涩滞不畅、溺如白浊或如膏脂；湿热凝炼而成石淋；热伤血络则血淋。功效：清热利湿，和血安络。赤茯苓、山栀子利湿清心；当归、赤芍药和血安络；生甘草助清心热。本方侧重清太阳之热而利三焦之湿不足，若为湿热困滞，淋漓不畅者，可参考木行方义－当归贝母苦参丸合方化裁。

栀子豉汤（《伤寒杂病论》）（附：枳实栀子豉汤、栀子大黄汤、栀子厚朴汤、栀子干姜汤）

"发汗吐下后，水药不得入口为逆，若更发汗，必吐下不止。发汗吐下后，虚烦不得眠，若剧者，必反覆颠倒，心中懊憹，栀子豉汤主之。"

"发汗若下之，而烦热胸中窒者，栀子豉汤主之。"

"伤寒五六日，大下之后，身热不去，心中结痛，未欲解也，栀子豉汤主之。"

"阳明病，脉浮而紧，咽燥口苦，腹满而喘，发热汗出，不恶寒反恶热，身重。若发汗则躁，心愦愦反谵语。若加温针，必怵惕烦躁不得眠。若下之，则胃中空虚，客气动膈。心中懊憹，舌上胎者，栀子豉汤主之。"

"阳明病，下之，其外有热，手足温，不结胸，心中懊憹，饥不能食，但头汗出者，栀子豉汤主之。"

"下利后更烦，按之心下濡，为虚烦也，栀子豉汤主之。"

主治病证：胸膈郁热。

病证分析：心火有余，内迫胸膈，胸膈间郁热不宣故胸中窒；郁热扰心神故令心中懊憹［即闷窒不畅而焦灼、烧心、"嘈杂"（《伤寒论辑义》）］、心烦（胸膈属肺金，金闭则火郁）、不得眠、反复颠倒（坐卧不宁）；郁热不得泄，上蒸热迫，故见但头汗出。

方义解析：宣透胸膈郁热。栀子色赤、味苦、性寒，形色若心，入心经导热下行，入胸膈宣透郁热；豆豉色黑、味咸而辛，形色若肾，入肾经补水制火，气辛香而能透散胸膈蕴热，并散湿浊而调中州。二味相合，清心透热、畅膈除烦。方后载"得吐者，止后服"，其"吐"恐非呕吐之吐，乃吐气之吐，为胸中气郁得一太息而得伸之意。

经"发汗吐下"等误治后："若少气者，栀子甘草豉汤主之"为热扰胸膈、中气不足，加炙甘草以益气和中；"若呕者，栀子生姜豉汤主之"为热扰胸膈、胃虚停饮，加生姜以运胃化饮、降逆止呕。

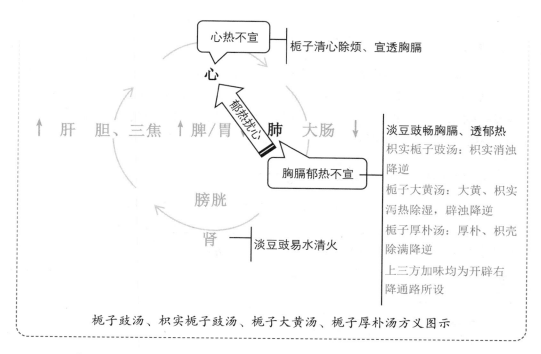

栀子豉汤、枳实栀子豉汤、栀子大黄汤、栀子厚朴汤方义图示

附方：

◆ 枳实栀子豉汤（《伤寒杂病论》）

"大病差后，劳复者，枳实栀子（豉）汤主之。"

主治：体弱运化虚羸，浊滞郁热内生。所谓"劳复"，未必原疾复发，为体弱运化不及、升降呆滞以致热郁湿蕴生之轻证。功效：开郁透热、避秽消浊。栀子除热利湿消浊；枳实降浊消滞；豆豉和中散郁。

◆ 栀子大黄汤（《伤寒杂病论》）

"酒黄疸，心中懊恼，或热痛，栀子大黄汤主之。"

主治：阳明湿阻、火郁不降。酒性湿热，酒客家素体阳明、三焦湿热，阻碍气机升降之路，营留为湿，显色为黄，发为黄疸；湿热蕴上焦，扰乱心神故懊恼；若有湿热淫于中、下焦则可致纳呆、溲涩。功效：清热降浊，利湿退黄。栀子入心清烦热、入三焦利湿浊；大黄泻热除湿，清降阳明；枳实破气开导、降浊消滞；豆豉和中散郁化湿。

◆ **栀子厚朴汤**（《伤寒杂病论》）

"伤寒下后，心烦腹满，卧起不安者，栀子厚朴汤主之。"

主治：阳明不降、心火不安。误下后脾胃受损，升降失序，阳明失和降则腹满、卧起不安，心火因之不得右降而烦躁。功效：通腑降气、泻热除烦。厚朴、枳实宽中导滞、破气降浊，腑气通则心火右降之路畅；栀子清心除烦安神。

◆ **栀子干姜汤**（《伤寒杂病论》）

"伤寒，医以丸药下之，身热不去，微烦者，栀子干姜汤主之。"

主治：中枢失运，（心火）上热（脾胃）下寒。丸药必为苦寒下剂，误下而伤中，中州升降失司而火郁不降、脾寒不升。功效：除虚烦、温脾寒。栀子清热除烦，干姜温中复运。合二味温脾清热，复转周旋。

大黄黄连泻心汤（《伤寒杂病论》）

"心下痞，按之濡，其脉关上浮者，大黄黄连泻心汤主之。"
"心气不足（定），吐血、衄血，泻心汤主之。"

主治病证：中焦气痞，心火上盛。

病证分析："痞"既是症状（满、闷、堵），又是病机（痞塞、不通）。"心下"即胃脘，正是痞塞之处。胃脘痞塞则失于右降，而致心火上盛，应于寸口脉则关上浮盛；心火不降，热迫上盛，故上部出血；"按之濡"可知非水热、痰

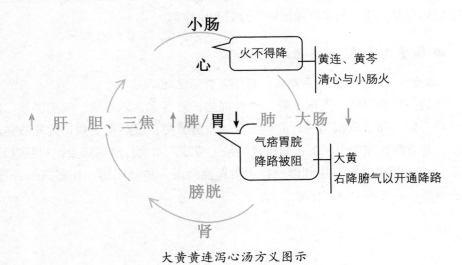

大黄黄连泻心汤方义图示

热等有形之邪搏结之证，如结胸证。

方义解析：降气泻火。上热缘于中痞，欲除中痞，必通阳明下降之路。"心火不降则化热，故泻心汤……降火与清火不同。清者有去之之意，降者引之使下……清法去火，乃火气病之实者。此方乃火气病之虚者"（《圆运动的古中医学》）。意指开通路而去火，故名"泻心"而非"清心"（诸"泻心"之得名同理）。大黄通降阳明腑气，辟心火右降之路；黄连清心降火。大黄本为厚味之品，取麻沸汤渍之，取其气之"薄"（"味厚则泄，薄则通"《素问·阴阳应象大论》），转导泻之力为通腑降气之效，为本证除痞之核心。一说方中当有黄芩清相火、宁心热，可从（"肝藏血""心主血脉"，黄芩入木，清血中之热，血清凉有助心火清降，益于凉血止血）。

"心下痞，而复恶寒汗出者，附子泻心汤主之。"乃误下复汗后，太阳卫气耗伤以致恶寒汗出。此属中痞上热、卫阳受损，丁火有余而丙火不足。治当通腑清热，强卫固表。故增炮附子入太阳，益卫实表。

半夏泻心汤（《伤寒杂病论》）（附：生姜泻心汤、甘草泻心汤、黄连汤、干姜芩连人参汤）

"伤寒五六日，呕而发热者，柴胡汤证具，而以他药下之，柴胡证仍在者，复与柴胡汤。此虽已下之，不为逆，必蒸蒸而振，却发热汗出而解。若心下满而硬痛者，此为结胸也，大陷胸汤主之。但满而不痛者，此为痞，柴胡不中与之，宜半夏泻心汤。"

"呕而肠鸣，心下痞者，半夏泻心汤主之。"

主治病证：饮停中焦、上热脾寒的痞证。

病证分析：中阳虚损，水饮不化，停留中焦，中州痞塞，阳明失于和降；中州痞塞运化不利，上热有余而脾寒失温，更生水饮。《素问·至真要大论》载："诸呕吐酸，暴注下迫，皆属于热。"故上热之证，非但心火余，亦见小肠余热（小肠属火，病热见暴泻），热迫胃逆亦见呕逆、反酸、烧心。本证土寒饮停而致痞，又因痞塞右旋降路而导致心火上热，并非因上热下寒而致痞，更非无序的寒热错杂。

方义解析：化饮除痞、清心泻火。半夏辛温性燥，善"（主）心下坚，（能）下气"（《神农本草经》），用之以化中脘停饮；干姜温中化饮，姜、夏配伍，燥湿化饮除痞，复通右降之路，路通则痞除（并非辛开苦降以除痞）；黄连、黄芩泻心与小肠之火；水饮既生，营阴必有损耗，以人参、大枣、炙甘草培土扶正。

《长沙药解》云："其上愈盛，其下愈虚，当其上盛之时，即其下虚之会，故仲景黄连清上诸方，多与温中暖下之药并用。"合方脾阳温运、水饮消除、胃气以降、心火自除，复转升降枢机。

大黄黄连泻心汤与半夏泻心汤均见心下痞，均为右降通路受阻而心热有余之证，均需开通降路配合黄连泻心热。所不同者，前为气痞右路所致、后为饮痞右路所致，故前方予大黄降气除痞，后方以夏、姜化饮除痞。此类先有大黄、姜、夏之类开通降路，再伍黄连泻火，故称为"泻心"。其余方剂虽有黄连而无开路肃降之品者，不能名"泻心"，仅可称"清心"。

本方与干姜芩连人参汤、麻黄升麻汤均属清上温下，皆以干姜温下，但干姜之用意不同。本方证关键在水饮，故取干姜伍半夏以温化水饮为主、温脾为辅，余方证为误下伤脾、清阳下陷，故直取干姜温脾升阳为主。

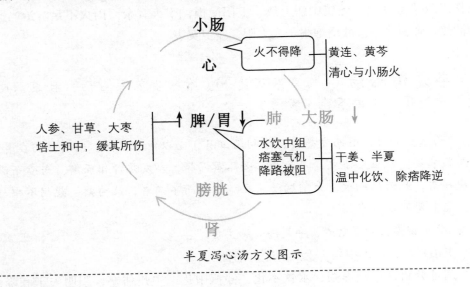

半夏泻心汤方义图示

附方：

◆ 生姜泻心汤（《伤寒杂病论》）

"伤寒汗出解之后，胃中不和，心下痞硬，干噫食臭，胁下有水气，腹中雷鸣，下利者，生姜泻心汤主之。"

主治：水饮停胃，饮热碍胃，上逆下迫。本方证较半夏泻心汤证饮停中焦更甚，故心下痞且硬；饮热碍胃，气上逆而嗳腐吞酸；饮热下迫肠间而肠鸣、下利。功效：清热化饮，和胃降逆。胃中水饮较重，故减少干姜用量、加生姜减轻温阳之力而增强化饮之功，《神农本草经》载："（主）肠澼，下利，生者尤良。"

◆ 甘草泻心汤（《伤寒杂病论》）

"伤寒中风，医反下之，其人下利日数十行，谷不化，腹中雷鸣，心下痞硬而满，干呕心烦不得安，医见心下痞，谓病不尽，复下之，其痞益甚，此非结热，但以胃中虚，客气上逆，故使硬也，甘草泻心汤主之。"

"狐惑之为病，状如伤寒，默默欲眠，目不得闭，卧起不安，蚀于喉为惑，蚀于阴为狐，不欲饮食，恶闻食臭，其面目乍赤乍黑乍白，蚀于上部则声喝，甘草泻心汤主之。"

主治：痰饮中痞，脾土亏虚。反复误下，脾土阴阳两受损。本方证较半夏泻心汤证中气受损较明显。功效：培土除痞、化饮清热。中土虚弱，故重用炙甘草合干姜、人参、大枣以培土扶正。本方亦见于《金匮要略》狐惑病篇。上热有余，热扰心神则卧起不安；热灼咽喉见口咽蚀烂、声音嘶哑；中虚而饮停碍胃，故不欲饮食、恶闻食臭。同取此功立效。

◆ 黄连汤（《伤寒杂病论》）

"伤寒胸中有热，胃中有邪气，腹中痛，欲呕吐者，黄连汤主之。"

主治：土寒木乘、饮阻热逆。"胃中有邪气"指水饮停胃，阻碍胃气，因之气逆而欲呕吐；中州痞隔，心火不降，故言"胸中有热"；脾阳失运则化饮；土中有寒饮而风木相乘故为腹痛。功效：温脾散寒，除饮降逆。方药可视为半夏泻心汤重黄连加桂枝而去黄芩。干姜温中化饮；土寒木欲相乘，故以桂枝御木疏风；本可予芍药以平木止痛，却因其性寒有碍脾阳故不用；半夏化饮降逆；黄连清心胸中之热；人参、甘草、大枣培土扶正。合方中焦温运，水饮消除，木平不扰。

◆ 干姜黄芩黄连人参汤（《伤寒杂病论》）

"伤寒本自寒下，医复吐下之，寒格更逆吐下，若食入口即吐，干姜黄连黄芩人参汤主之。"

主治：中土虚寒，格火于上。脾寒故自寒下（素有便溏滑泻），又被误吐误下，更伤脾阳。误用吐法更伤胃气，令逆而食入即吐；阴不配阳，火不入阴，格心火于上，当见上热证，如口咽生疮、口气热臭等。上热下寒，两不交通。功效：温脾寒，清上热。干姜温脾阳；黄芩、黄连清心热之有余；吐下后，胃中津伤，脾欲升清而无物，脾营必伤，故以人参益营扶脾。全方寒温并用、交通上下以除"寒隔"。

黄连阿胶汤（《伤寒杂病论》）（附：朱砂安神丸、交泰丸）

"少阴病，得之二三日以上，心中烦，不得卧，黄连阿胶汤主之。"

主治病证： 少阴病之水亏火盛（水不治火）。

病证分析： 心主血、肝藏血，心热则血热，扰动肝木，相火因之随动。君相两热扰乱神明，致心烦、难以入眠。

方义解析： 益水制火。黄连清心泻火、除烦安神；黄芩清血热、宁相火，血清宁而心神安（火热扰动血分者，不论相火随动，亦或血热出血，常芩、连合用，便是因此）；阿胶益水制火；芍药配黄芩清相火、安心神；心主血，少阴心热则伤阴耗血，故加鸡子黄养血安神，配阿胶血肉之品兼补肾水。

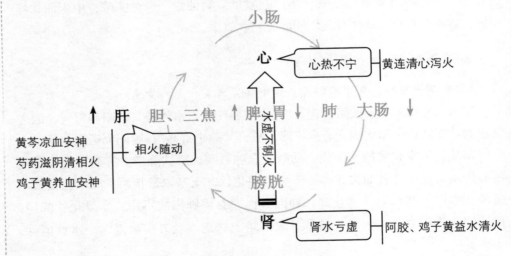

黄连阿胶汤方义图示

不寐一症总体属阳不和于阴所致，或少阳厥阴左升过多、或阳明胃右降不及、或少阴肾水亏虚不能制约少阴心火、或太阴脾虚营弱不养于心。温胆汤所见"虚烦不得眠"为少阳三焦失枢、相火内蕴扰心，属相火妄动，左升异常；酸枣仁汤证见"虚劳虚烦不得眠"，病在肝阴虚、相火扰、魂不收，以烦躁难安、梦扰、呓语等为主，亦属左升之变；半夏秫米汤之见"目不瞑"，当以入眠障碍为主，为痰饮中阻、火不右降所致；黄连阿胶汤证"不得卧"为心火所扰之心烦或思绪万千而难以入眠为主，另当有阴虚水亏之象，如舌红、脉细数等；归脾汤所见"寐而不寐"为土弱营不奉心、虚火躁扰所致。此外，热入瘀阻血室、食积、痰饮均可因扰及升降而致不寐。

附方：

◆ 朱砂安神丸（《内外伤辨惑论》）

"如心浮气乱，以朱砂安神丸镇固之。"

病证分析： 主治热扰心神。

方义解析： 清心安神。朱砂、黄连清心火、安心神，朱砂"纳浮溜之火，而安神明也"（《医学发明》），以之为衣；生地、当归滋心阴、养心血，地黄一并滋水清火；甘草调和诸药，缓和药性。合方益水而治火、清心安神。本方出自《内外伤辨惑论·饮食劳倦论》，为补中益气汤治疗阴火证时依症合用之方。阴火实为脾胃营阴递呈不足所致心中虚火（详细分析请见"土行方–补中益气汤"），故本方在补中益气汤之健脾胃、益中气基础上用治阴火扰乱心神兼证。营阴递呈不足，则以归、地滋补之；虚火浮盛，则以黄连、朱砂衣清摄之，所以为方。推而广之，本方可用治火有余而心血虚、肾水虚不制约者，但若痰饮阻隔而使心火不能收潜者，并非所善。

◆ 交泰丸（《四科简效方》）

"治心肾不交，怔忡，无寐。"

主治： 心火亢盛，肾水清冷。火亢水寒，上者愈上、下者愈沉，互不交通，此为水火不济之"否"。治当上引心火以潜降、下温肾水以蒸腾，令水火交通而成"泰"，故名。功效：清上温下，交通心肾。黄连清心、降火、安神；肉桂少

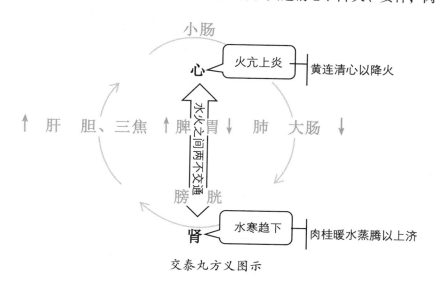

交泰丸方义图示

量佐之以温肾助阳，寒水得温而能蒸腾活跃，上济心火；盐汤饮下，引火入肾。本方先见于《韩氏医通》，但"交泰"之名出于《四科简效方》。水在火上为"济"，阴在阳上为"泰"，本方或名"交济丸"更恰当！"火性炎上，故宜使之下；水性就下，故宜使之上。水上火下，名之曰交。交则为既济，不交为未济"（《医宗必读》）。却也无妨体会其本意。

本方病机为水火皆有余却不能交通，不同于黄连阿胶汤与朱砂安神丸之火有余、水不足。

百合地黄汤 （《伤寒杂病论》）（附：甘麦大枣汤、小定志丸）

"意欲食复不能食，常默默，欲卧不能卧，欲行不能行，饮食或有美时，或有不用闻食臭时，如寒无寒，如热无热，口苦，小便赤，诸药不能治，得药则剧吐利，如有神灵者，身形如和，其脉微数。"

"百合病，不经吐、下、发汗，病形如初者，百合地黄汤主之。"

主治病证：水虚不能制火，虚火扰乱心神。

病证分析：口苦、小便赤提示有心火，但其脉微而数，故并非实火；虚火扰心，故饮食起居无所安适；误用苦寒清泻，反败中气而致吐利不止。

方义解析：清金益水，制火安神。生地黄色黑入水，能补水制火，取鲜品绞汁则滋水清火之力更优；百合其色白、其形分叶象肺，能润肺清金而利气下行，"百合之功，在益气（阴气）而兼之利气"（《本草述》），令阳气下行以归水，金水相生以敛上焦虚火，以甘凉之泉水浸之而清肺金之力更胜。上二味合用，清金益水制火之力殊妙。

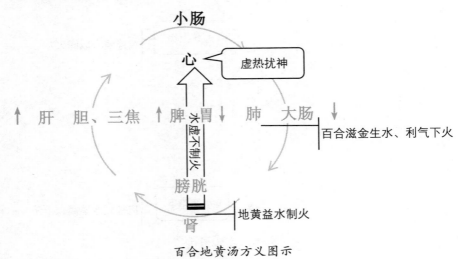

百合地黄汤方义图示

附方：

◆ 甘麦大枣汤（《伤寒杂病论》）

"妇人藏躁，喜悲伤欲哭，象如神灵所作，数欠伸，甘麦大枣汤主之。"

主治：心肺阴虚、金燥不宣。心肺营阴亏虚、金燥郁而不宣、郁热内扰心神。肺志为悲，在声为哭。心肺阴虚，虚火刑肺，金郁不宣，故为悲伤、欲哭，伸欠暂令金郁稍舒，故喜之。功效：养心润肺、解郁安神。小麦养心、安神、润肺"润辛金之枯燥"（《长沙药解》）；大枣"补少气、少津液"（《神农本草经》），补益心肺之阴；炙甘草补虚和中缓急。本证肺金不宣，因金燥所为，舌脉等应合阴虚之状，不可用柴胡、香附等辛燥宣解之品以更伤津液，唯以润之，令其郁自宣。

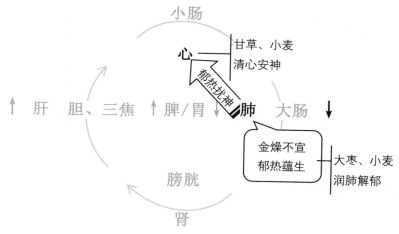

甘麦大枣汤方义图示

◆ 小定志丸（《三因极一病证方论》）

"心气不足，忧愁不乐，健忘，夜多异梦，惊悸恐怯。"

主治：心营亏虚，心神失养，兼有痰阻心窍。中焦为上输精微以养心肺之源，中焦不足则心营失养；精微运化不及而生痰，又碍心神。功效：养心安神，除痰开窍。人参培土生津、益心营、安心神；菖蒲、远志、茯苓除痰开窍安神，茯苓运化中焦以杜生痰；辰砂为衣，镇心中浮火邪祟以安心神。

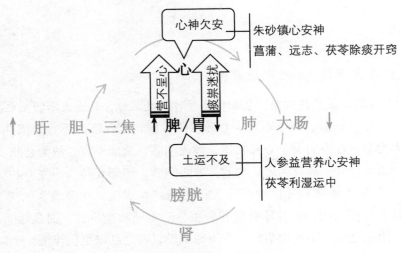

心神欠安 —— 朱砂镇心安神
菖蒲、远志、茯苓除痰开窍

土运不及 —— 人参益营养心安神
茯苓利湿运中

肝　胆、三焦　↑ **脾/胃** ↓　肺　大肠　↓

膀胱

肾

小定志丸方义图示

以上三方均有心阴虚之情志异常，但兼证有别，临证应揣摩择用。百合地黄汤证病在肺肾阴虚、虚火扰神，其症以虚热扰动，无所适从为特点，治在滋水清火；甘麦大枣汤证在心肺阴虚、肺郁不宣，其症志悲哀、喜申欠为特点，治以养心润肺解郁；小定志丸证在中焦虚弱，心营失养夹痰秽，其症以虚怯惊梦为特色，治以益营养心、除痰开窍。

以上三方所皆有心神被扰，均为阴津不足失养之类，非直清心火所宜。较之黄连阿胶汤、朱砂安神丸，虚实立判。

桂枝甘草汤（《伤寒杂病论》）（附：桂枝甘草龙骨牡蛎汤、桂枝去芍药加蜀漆龙骨牡蛎救逆汤）

"发汗过多，其人叉手自冒心，心下悸，欲得按者，桂枝甘草汤主之。"

主治病证：心阳骤虚。

病证分析：君火不足故心中空虚欲按；君火软弱，相火妄动僭越，上逆扰乱，故心下悸。此阳气当盛不盛，统御不足之证。

方义解析：温补心阳。桂枝重用四两且顿服之，速救心阳，退却相火；炙甘草培土和中，配伍桂枝辛甘化阳，补心君之不足。本证因过汗耗损，心阳骤然空虚，重用桂枝为救急之法，非久服之量。

桂枝、甘草配伍为补君火不足之基础方，但若因心中元阳虚羸者用之则力所不及，当从四逆汤之类求之。后附两方皆因心阳受损而假神浮越所致，以及其后桂枝去芍药汤之类皆补心阳不足之方。

附方：

◆ 桂枝甘草龙骨牡蛎汤（《伤寒杂病论》）

"火逆下之，因烧针烦躁者，桂枝甘草龙骨牡蛎汤主之。"

主治：心阳被伤，相火扰神。烦躁并非心火有余，乃心阳受损（如被误下强汗等），力不足以主神明，相火浮越扰乱所致。功效：温补心阳，潜阳安神。桂枝、甘草温补心阳；龙骨、牡蛎敛相火而定悸安神。仲景之方，凡取龙牡者必配桂枝，盖调和君相之间尔。

◆ 桂枝去芍药加蜀漆牡蛎龙骨救逆汤（《伤寒杂病论》）

"伤寒脉浮，医以火迫劫之，亡阳必惊狂，卧起不安者，桂枝去芍药加蜀漆牡蛎龙骨救逆汤主之。"

"火邪者，桂枝去芍药加蜀漆牡蛎龙骨救逆汤主之。"

主治：心阴心阳两失，相火携痰饮扰乱心神。同为心君损伤，不主神明，惊狂较烦躁更甚一步；心主不明则下不安，故坐卧不安。功效：养心安神，除痰辟秽。桂枝、炙甘草、龙骨、牡蛎药味同桂甘龙牡汤，而加重剂量以补心阳、潜相火、安心神；心火不明，浊阴邪祟（实为痰饮之类）阻清窍而变生怪症，故以蜀漆涤痰散结聚以助安神，《神农本草经》载其："（主）腹中癥坚，痞结，积聚，邪气。"因火劫者，心阳受损之外，心阴必因汗而失，故予大枣、生姜配甘草，扶脾胃、益营卫，以缓和劫迫所伤并养心神。

桂枝去芍药汤（《伤寒杂病论》）

"太阳病，下之后，脉促胸满者，桂枝去芍药汤主之。"

主治病证：太阳病误下，胸阳受损，失于宣散。

病证分析：太阳病误下，既伤营阴，又损胸阳，胸阳不得舒展故而胸满（即闷），郁阳求申，因而脉促。

方义解析：心阳受损、营卫亏虚。可视作桂枝甘草汤加姜、枣、草。桂枝、甘草补心阳之所伤；误下之后，营液受损，生姜、大枣、甘草调脾胃、益营卫；较桂枝汤而言不用芍药，因其收敛，不利胸阳布散，且并无汗漏，故去之。

"（承上条）若微寒者，桂枝去芍药加附子汤主之。"少阴心阳不足与太阳卫气虚弱不能御表并存。以前方加炮附子一枚，以强太阳经卫气而固表。

桂枝汤（《伤寒杂病论》）（附：桂枝加桂汤、桂枝新加汤、瓜蒌桂枝汤、桂枝加葛根汤、桂枝芍药知母汤）

"太阳中风，阳浮而阴弱，阳浮者，热自发，阴弱者，汗自出，啬啬恶寒，淅淅恶风，翕翕发热，鼻鸣干呕者，桂枝汤主之。"

"太阳病，头痛，发热，汗出，恶风者，桂枝汤主之。"

"太阳病，发热汗出者，此为荣弱卫强，故使汗出，欲救邪风者，宜桂枝汤。"

"病常自汗出者，此为荣气和，荣气和者，外不谐，以卫气不共荣气谐和故而。以荣行脉中，卫行脉外。复发其汗，荣卫和则愈。宜桂枝汤。"

"病人藏无他病，时发热自汗出而不愈者，此卫气不和也，先其时发汗则愈，宜桂枝汤。"

"吐利止，而身痛不休者，当消息和解其外，宜桂枝汤小和之。"

"太阳病，下之后，其气上冲者，可与桂枝汤，方用前法。若不上冲者，不得与之。"

主治病证：营卫失和、相火冲逆。

病证分析：①太阳中风、卫强营弱之营卫失和：风袭太阳，卫邪相搏，卫气忙于抗邪故发热；疏于卫外故恶风；卫气疏于固密，又被风阳之邪疏泄，营阴失其固守而汗出。"卫强"并非卫气绝对的强盛，指邪搏于太阳卫分，也是相对于营阴的不足而言；"营弱"指营阴无以自守而外泄，也指其被消耗状态。②卫虚营弱之营卫失和：因久病或体虚，卫气虚而失其密固，腠理疏松，固护不密，常恶风而闭户覆衣，营阴失守而泄为自汗。③相火冲逆：（如被误汗误下等耗损心阳）君火不足则风木相火妄图逆而僭越之，故气上冲。

方义解析：调和营卫、扶君抑相。不论卫强营弱或卫虚营弱，皆应补卫气而敛营阴，以桂枝汤调和营卫。桂枝色赤，能补益丙丁之火，补丙火则太阳经卫气充盈而能外祛表邪、内固营阴，益丁火则心君阳气旺盛而平相火、退冲逆；芍药收敛营阴，止其外漏，并泄相火（芍药有柔肝、泄肝等不同说法，皆是此意）；生姜辛温醒胃阳、大枣甘平补脾营，并且姜助桂、枣助芍调和营卫于肌表；炙甘草皮赤心黄，配桂枝（桂枝甘草汤之意）补心火，伍芍药（芍药甘草汤之意）柔木缓急［桂枝甘草汤、芍药甘草汤两合之功，体现"风淫于内，治以辛凉，佐以苦，以甘缓之、以辛散之""风淫所胜，平以辛凉，佐以苦甘，以甘缓之、以酸泻之"（《素问·至真要大论》）之意］，配伍姜、枣调和脾胃而益营阴化生之源，以防汗多伤营之虑（仲景姜、枣、草同用以补充营阴之已伤或预防其可能的损耗，还见于大青龙汤、越婢汤、部分桂枝汤化裁方等）。

桂枝汤所主君火不足、相火僭越之君相失和、相火冲逆类证，如相火妄动、木枯乘土见奔豚上冲、痉挛挛急、身痛、腹痛等以本方化裁（详见桂枝加桂汤、桂枝加芍药汤、小建中汤、瓜蒌桂枝汤等相应方解）。均取桂枝补君火、芍药平相火以及姜、枣、草和津液之功。

桂枝汤调和营卫、扶君抑相，调和于火木之间而立足于中土，委曲列于火行方下。

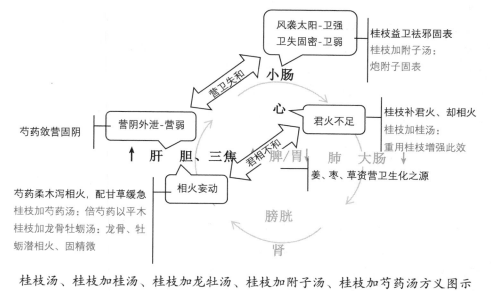

桂枝汤、桂枝加桂汤、桂枝加龙牡汤、桂枝加附子汤、桂枝加芍药汤方义图示

附方：

◆ 桂枝加桂汤（《伤寒杂病论》）

"烧针令其汗，针处被寒，核起而赤者，必发奔豚。气从少腹上冲心者，灸其核上各一壮，与桂枝加桂汤更加桂二两也。"

主治：营卫失和、相火妄动。病机承接桂枝汤：营卫失和，营阴外泄，（又被烧针迫汗，营阴及心阳再次被伤），君火受损，木失濡养，相火冲逆。主明则下安，君火不足则相火僭越，加之营阴耗伤，木失濡养，引风木妄动见奔豚上冲、心中动悸。功效：调和营卫、扶君抑相。桂枝重用至五两，补君火之不足，"君火以明，相火以位"（《素问·天元纪大论》），使君火充足而相火归其本位，故有桂枝降逆之说；芍药敛厥阴肝而缓和风木相火（雷火）之上亢。桂、芍配伍，疏木清风、协调君相。姜、枣、甘草和中，补益营卫化生之源。若见相火上亢之头痛、眩晕、中风等，可参考此法。

◆ 桂枝新加汤（《伤寒杂病论》）

"发汗后，身疼痛，脉沉迟者，桂枝加芍药生姜各一两人参三两新加汤主之。"

主治：营卫不和、木急乘土。太阳汗后，脉沉迟，可知营卫俱已不足，且表证已除。营卫受损，木气失养，风木乘土故使身疼痛（酸痛）；表证已去，营卫虚弱，故脉沉迟。功效：调和营卫、益营荣木、缓急止痛。桂枝汤调和营卫；加重芍药，柔木缓急；再加人参益营阴，营阴充足，以使肝木得其荣而缓；因增加阴柔药味之剂量，需加一两生姜醒胃阳以助运化，并可驱药性以走肌表。其实桂枝汤本身就可和解营卫以缓急止痛（如"吐利止，而身疼痛不休者，当消息和解其外，宜桂枝汤小和之"），又加参、芍、姜增其效。

◆ 瓜蒌桂枝汤（《伤寒杂病论》）

"太阳病，其证备，身体强，几几然，脉反沉迟，此为痉，瓜蒌桂枝汤主之。"

主治：津亏失濡之柔痉。营卫失和，汗多营伤，木枯筋燥。脉沉迟，此为里虚，乃营卫失和，汗多营阴耗损所致；营伤木枯失养，木气失柔而身体僵硬，行动不便。功效：调和营卫，荣筋缓急。瓜蒌根生津液以润土荣木，缓急舒痉；桂枝汤调和营卫，外解余邪。

◆ 桂枝加葛根汤（《伤寒杂病论》）

"太阳病，项背强几几，反汗出恶风者，桂枝加葛根汤主之。"

主治：太阳中风、太阳经输不利。太阳中风、营卫失和，故汗出恶风；太阳循行项背，太阳病经脉津液输布不利，故项背强紧。功效：调和营卫，疏利太阳。桂枝汤疏风解表、调和营卫；葛根辛散之性，引药至太阳经项背部，疏导太阳经之拘急不利。

◆ 桂枝芍药知母汤（《伤寒杂病论》）

"诸肢节疼痛，身体尪羸，脚肿如脱，头眩短气，温温（通愠，即心烦）欲吐，桂枝芍药知母汤主之。"

主治：风寒湿痹，营卫失和，经郁化热。外受风寒湿邪，卫气欲抗邪而无力，营阴被寒湿所困反变寒饮，营卫失和，经络痹阻，郁滞化热。风性游历，外风携寒湿走窜，故多处肢体关节疼痛；邪气痹阻经络，精微运行不利而为寒饮，聚于关节则弯曲变形（尪）或聚于下则足肿；营卫不足，肢体失荣，反显瘦弱（羸）；经络痹阻化热故心烦；寒饮随经络之所停聚而扰，扰清窍则头眩、碍胸中则短气、阻于胃脘则欲吐。功效：祛风散寒除湿、除烦通痹止痛。《素问·痹论》云："营卫之气，亦令人痹乎？……逆其气则病，从其气则愈，不与风寒湿气合，故不为痹。"故以桂枝、芍药、炙甘草调和营卫，令营卫和则痹阻之邪不复深入，外邪既入亦易解；炮附子祛寒湿、止痹痛，麻黄通络散寒化饮，防风外祛风邪，生姜外散风寒湿，合四味配桂枝以散在表之风寒湿邪；白术除湿通痹，配伍麻黄、炮附子、生姜通络祛湿、利水消肿；知母清热除烦；甘草调和药性，合芍药缓急。

本方内含甘草附子汤（见"水行方义"目下），取其祛风湿之效，但因本方证又兼有营卫不和而夹热，故合入桂枝汤并增知母。

葛根汤 (《伤寒杂病论》)

"太阳病，无汗而小便反少，气上冲胸，口噤不得语，欲做刚痉，葛根汤主之。"

"太阳病，项背强几几，无汗恶风，葛根汤主之。"

"太阳与阳明合病者，必自下利，葛根汤主之。"

主治病证：风寒袭表，经表闭郁，经输不利。

病证分析：风寒所袭，痹阻经表（太阳经与太阴肺表）。太阳经卫气搏邪于经，故见发热恶寒；肺表玄府闭塞故无汗；肺金肃降不及则气逆上冲；寒入阳明腑，精微失于运化，下泻故可见下利；风寒痹阻太阳、阳明二经，经输不利故刚痉（痹阻太阳经则项背强、痹阻阳明则口噤）；寒闭经络肌表，津液郁闭不得下输膀胱故小便少。

方义解析：祛风散寒，布散精微，升津舒筋。桂枝祛风解表，解太阳经气闭郁；麻黄宣肺解肌腠，外透经络闭郁、里降冲胸气逆；葛根味辛、性凉而润，入阳明，在经能配合麻、桂透散表邪，解除闭郁，郁解则阳明经热自散、经络疏通、精微布散而痉解，在腑可助其运化升清以止利，且能上濡经输，故曰舒筋；方中含有桂枝汤各药味较桂枝汤原方减量，能调和营卫，外助麻黄祛散肌表之风寒，姜、枣、草化生营卫以资葛根升津之源。本证起初类似麻黄汤证，但无甚咳喘，故不取杏仁，经气闭郁、精微不达故加葛根，发散之间又恐精微之不足，故姜、枣、草并用。另因"阳明受之……其脉侠鼻络于目，故身热目痛鼻干，不得卧也"（《素问·热论》），寒闭阳明经、气闭郁蕴热，见寒热无汗而面赤、鼻干、目痛者一并可予本方。

本方与瓜蒌桂枝汤、桂枝加葛根汤均可见"强""几几"。瓜蒌桂枝汤为太阳中风、经输不利，其"强"在全身，为营阴受损之虚证，脉沉迟，问题出在全身，以桂枝汤和营卫，以瓜蒌根补其津液。桂枝加葛根汤亦太阳中风、经输不利，其"强"在项背，为局部太阳经气不利的问题，脉当见浮，以桂枝汤和解太阳，以葛根升津以达经输并助疏解太阳。葛根汤为风寒外束、闭郁太阳阳明以及肺表，其"强"在太阳阳明（项背与口面），可见下利，为经络痹阻、精微不濡之故，葛根为主以散太阳阳明热郁、升提精微以濡养经输，尚赖麻黄以宣太阴、散风寒、解闭郁，稍取桂枝汤以散邪和营卫。

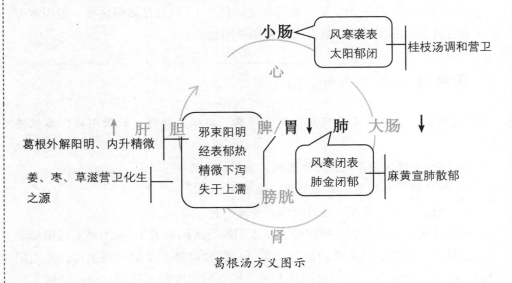

葛根汤方义图示

桂枝加龙骨牡蛎汤（《伤寒杂病论》）（附：二加龙骨汤、桂枝加附子汤）

"夫失精家，少腹弦急，阴头寒，目眩，发落，脉极虚芤迟，为清谷、亡血、失精。脉得诸芤动微紧，男子失精，女子梦交，桂枝加龙骨牡蛎汤主之。"

主治病证： 营卫失和、相火妄动所致精微外泄。

病证分析： 卫气软弱则失于温暖固密，而营阴（水谷精微、血与营实为一家）失守，涣散不收，故本证亦属营卫失和。卫阳失于温脾阳则清谷，阳弱失于温血络则相火扰络迫血外亡，失于温固精室则失精。营阴外泄、"精""神"泄溢流失（精外泄则清谷、亡血、失精，神散溢则梦交）。木枯失荣故发落；木枯失于疏泄反而加重清谷、亡血、失精、梦交；风木扰动则目眩，木乘土故少腹急痛。肾主封藏、木主疏泄，此为封藏不敌妄泄。寅时起少阳当令，男子常人精满自溢多因此时少阳疏泄。虚人风木相火扰动，故每每此时梦交失精，妄泄精微（"男子失精，女子梦交"为互文）。

方义解析： 调和营卫，扶君抑相，固精敛神。方中桂枝强君火、益卫阳，心君强则相火自能归位、卫气壮而固摄有权；芍药收相火之妄动、敛精微之外泄，配桂枝疏风平木、调和营卫；龙骨、牡蛎镇摄相火，配伍芍药收敛精微（敛营）、摄神固精；生姜、大枣、甘草充益营气之源以滋土荣木。本方相当于以桂枝汤和营卫、清相火，加龙牡收敛固摄而成。也可看作桂甘龙牡汤加芍、姜、枣：相较于桂甘龙牡汤证之相火浮扰心神，本方证相火扰泄精微，故需加芍药以敛营，加姜、枣合甘草以化生营卫。合方令卫气固守而营阴充沛，精神固守而精微不失。《医学从众录》引张顽石曰："亡血失精，举世皆滋补血气之药，而仲景独举桂枝汤，盖以人身之气血，全赖后天水谷以资生……营气不营（营气不能收敛濡养），则上热而血溢；卫气不卫（卫气不能温下固守），则下寒而精亡，是以调营卫为主……龙骨入肝摄魂，牡蛎入肾固精。"即本方为授之以渔之方，而非授之以鱼。

附方：

◆ 二加龙骨汤（《外台秘要》引《小品方》）

"《小品》龙骨汤，疗梦失精，诸脉浮动，心悸少急，隐处寒，目眶疼，头发脱者，常七日许一剂，至良方……（方后注）虚羸浮热汗出者，除桂，加白薇三分、附子三分（炮），故曰二加龙骨汤。"

主治：卫气失固，（肾）精（心）神失敛，虚热上浮证。原文中先引《小品方》龙骨汤（药味同桂枝加龙骨牡蛎汤，剂量些许出入），主营卫失和、木枯风动、虚劳失精（所述诸症成因仿桂枝加龙骨牡蛎汤），方后注加减而成二加龙牡汤，用治"虚羸浮热汗出者"。二加龙牡汤主证仍为虚劳失精，故仍以桂枝加龙骨牡蛎汤打底，然以炮附子易桂枝。桂、附二味皆入太阳以温壮卫气，但因桂枝性温走散，于浮热汗出略显不宜，而以炮附子益卫固表，性偏守摄代之；另加白薇清浮之虚热。较之桂枝加龙骨牡蛎汤，此方侧重于收敛清降，而彼方偏于温润。

◆ 桂枝加附子汤（《伤寒杂病论》）

"太阳病，发汗，遂漏不止，其人恶风，小便难，四肢微急，难以屈伸者，桂枝加附子汤主之。"

主治：太阳中风，发汗过多，营卫耗伤。卫伤不固表故漏汗、恶风；卫伤不能化气行水故小便难；营损不养四肢故微痛；营伤筋枯故屈伸不利。功效：实卫固营、调和营卫。桂枝汤调和营卫；炮附子益卫固表（桂枝、炮附子均入太阳、实卫气，桂枝走散，炮附子固守）。前二加龙骨汤治内伤虚羸多汗不用桂枝；本方治外伤过汗，固守之中尚有外达之机，可予桂枝。用桂枝不取汗法（不需饮粥覆被，可知并非取汗之法）为配伍附子以实卫气。

附子汤（《伤寒杂病论》）

"少阴病，得之一二日，口中和，其背恶寒者，当灸之，附子汤主之。"

"少阴病，身体痛，手足寒，骨节痛，脉沉者，附子汤主之。"

主治病证：心阳虚弱，失于温煦，寒湿内生，痹阻经络。

病证分析：少阴初病，病仍在经，未深入脏。寒凝经络而元阳尚存，故脉沉而非沉微；心俞位于背部太阳经，内应心阳，心阳亏虚故而背恶寒；心阳虚弱则太阳温煦之力必然不足，寒湿内生，痹阻经络，故手足寒、身体痛、骨节痛。此证心阳虚微而阴寒凌犯四野。

方义解析：助阳温经通脉，祛寒除湿通痹。炮附子扶少阴经火、壮太阳卫气，散寒除湿通痹，日光明则阴霾四散；芍药除痹止痛，有附子而不惧其凉；茯苓、白术渗水利湿以通络除痹；人参益营补心。附子用炮不用生，因邪初传少阴，病在经而未及藏，心阳虽不足而元阳尚健，以附子炮制方能走经表、除痹痛。

本证心阳不足为主，寒湿由内而生。不同于桂枝芍药知母汤、白术附子汤、甘草附子汤等因风寒湿邪外袭为主因者。

四逆汤（《伤寒杂病论》）（附：干姜附子汤、通脉四逆汤、白通汤/白通加猪胆汁汤、四逆加人参汤、茯苓四逆汤）

"大汗出，热不去，内拘急，四肢痛，又下利厥逆而恶寒者，四逆汤主之。"

"大汗，若大下利，而厥冷者，四逆汤主之。"

"呕而脉弱，小便复利，身有微热，见厥者难治，四逆汤主之。"

"吐利汗出，发热恶寒，四肢拘急，手足厥冷者，四逆汤主之。"

"既吐且利，小便复利，而大汗出，下利清谷，内寒外热，脉微欲绝者，四逆汤主之。"

"少阴病，脉沉者，急温之，宜四逆汤。"

主治病证： 少阴阳微、太阴脾寒。

病证分析： 本证以少阴阳微为主，必有火不暖土，火土两败，又因土不治水，水反克火也。正如《四圣心源》所言："以丁火虽司气化，而制胜之权，终在癸水，所恃者，生土以镇之。但土虽克水，而百病之作，率由土湿，湿则不能克水而反被水侮。土能克水者，唯伤寒阳明承气一证，其余则寒水侮土者，十九不止。土溃则火败，故少阴一病，必寒水泛滥而火土俱负，其势然也。"少阴病元阳羸弱，无以鼓舞心脉，故见脉沉微欲绝；元阳乏绝，卫气无根，温煦固摄无权，故见恶寒、冷汗出；脾主四肢、主升清，火不暖土而见下利、手足厥冷；寒性收引，寒水侮土则见肢体拘急不利。此证乃少阴火衰而周身清冷之证。

方义解析： 温补元阳、暖中却寒。生附子生用以入少阴心，复燃元阳，《本草正义》载"（附子）生者尤烈，如其群阴用事，汩没真阳，地加于天，仓猝暴病之肢冷肤清，脉微欲绝，或上吐下泻，澄澈清冷者，非生用不为功"；干姜温中散寒，暖脾制水（水即是寒）；炙甘草配伍干姜（甘草干姜汤之意）温中暖脾，并能使药力缓和持久。此方可解为温补元阳之干姜附子汤加炙甘草以兼扶太阴，或甘草干姜汤之暖脾合生附子以复元阳。若本证病情衍进至脉微而急促、反有热象，此元阳乏竭，水中藏阳上浮，并非真热，阴阳倾颓之际，又当从通脉四逆汤（请见附方中）。

附子生入少阴心、炮入太阳入经络。仲景所用附子，急救少阴元阳衰败时取生附子，至多取大者一枚。外邪来犯、太阳急症需速攻时取炮附子，且剂量可稍大，如桂枝附子汤取炮附子三枚。此皆一剂投之，中病即止。太阳卫虚，精微失摄者，取一枚炮制。病情愈缓则取量越小，相对疗程也越长。而久服之方若需附子，必炮制入丸，如肾气丸，剂量占比轻微，且需与扶正之品配伍。

《医学衷中参西录》谓："附子、肉桂，皆气味辛热，能补助元阳，然至元阳将绝，或浮越脱陷之时，则宜用附子而不宜用肉桂。诚以附子味厚，肉桂则气味俱厚，补益之中实兼有走散之力，非救危扶颠之大药。观仲景《伤寒论》少阴诸方，用附子而不用肉桂可知也。"张氏此观点可资参考。

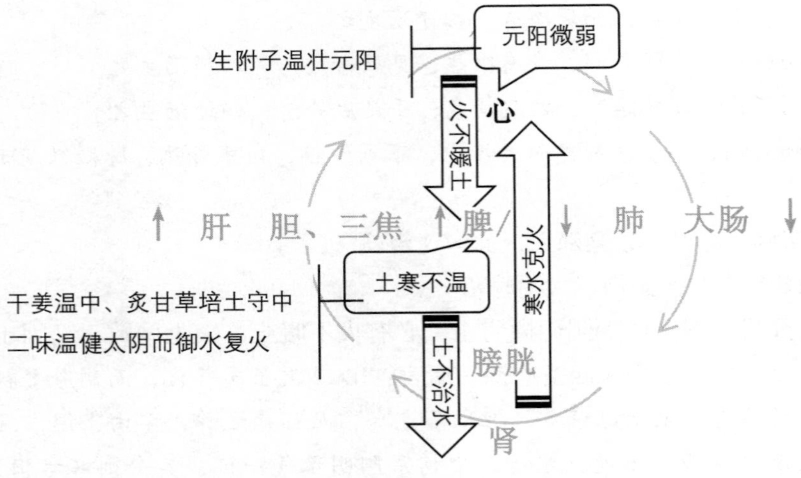

生附子温壮元阳

元阳微弱

火不暖土

心

↑ 肝 胆、三焦 ↑ 脾／ ↓ 肺 大肠 ↓

寒水克火

土寒不温

干姜温中、炙甘草培土守中
二味温健太阴而御水复火

土不治水

膀胱

肾

四逆汤方义图示

纵观仲景姜附同用之方：凡用生附子必配干姜，以入少阴心与太阴脾，取其温补元阳、温中散寒，如诸四逆汤；凡用炮附子必配生姜，主入太阳膀胱，取其温经化气行水、外逐寒湿，如桂枝加附子汤、甘草附子汤等。

附方：

◆ 干姜附子汤（《伤寒杂病论》）

"下之后，复发汗，昼日烦躁不得眠，夜而安静，不呕，不渴，无表证，脉沉微，身无大热者，干姜附子汤主之。"

主治：元阳微弱之急症。汗下误治后，元阳损伤。昼日阳气当盛，弱阳无力而强争，故烦躁，夜而阳气归潜，反得安静。功效：温补元阳。生附子一枚，入少阴心，温补元阳；干姜一两，温中散寒（中土得温，元阳之立足得以有根本）。本方顿服以救急之用，不用甘草，不需其甘缓。本证虽是急症，但因误治而致元阳一时受损，其根本并未乏竭。本方可视为温补元阳之祖方，四逆辈诸方皆从此加味而出。

◆ 通脉四逆汤（《伤寒杂病论》）

"少阴病，下利清谷，里寒外热，手足厥逆，脉微欲绝，身反不恶寒，其人面色赤，或腹痛，或干呕，或咽痛，或利止脉不出者，通脉四逆汤主之。"

"下利清谷，里寒外热，汗出而厥者，通脉四逆汤主之。"

主治：少阴阳微，阴盛戴阳。肾以封藏为本，其内所藏之阳精本不当为用。

但若少阴元阳大亏，无阳以配阴寒，肾中阳精便浮越而出，妄图与之相衡，故反见身热、颧红之戴阳假热，此阴阳（指肾中阴精与阳精）离绝之兆。命之将倾，当峻补元阳，或能挽救一二。功效：峻补元阳，回阳复脉。药味同四逆汤而重用姜附，以大辛大热速回元阳，以期救外浮之阳精归潜于水中，救命顷刻之间，非久服之剂。

◆ 白通汤 / 白通加猪胆汁汤（《伤寒杂病论》）

"少阴病，下利，白通汤主之。"

"少阴病，下利脉微者，与白通汤。利不止，厥逆无脉，干呕烦者，白通加猪胆汁汤主之。"

主治：元阳衰微，阴盛格阳。功效：补火助阳，破格回阳。生附子、干姜温补元阳；葱白辛通滑利，交通上下，以解两相格拒。救急之方，不用甘草。服白通汤后未效，反见呕烦，为病药格拒，上假热、下真寒。白通汤加猪胆汁汤中又加入咸寒苦降的猪胆汁和人尿，以期交阳药入阴寒、潜上阳温下寒。

◆ 四逆加人参汤（《伤寒杂病论》）

"恶寒脉微而复利，利止亡血也，四逆加人参汤主之。"

主治：少阴阳微，下利伤营，阴阳两衰。文中"亡血"指营阴耗竭，因火不暖土，脾寒下利所致。利止而恶寒、脉微仍不解，并非病情减缓，乃因津枯，无物可下。功效：补火回阳，益营复脉。四逆汤温补元阳；人参益营生津。本方可参考用于元阳衰微，不能赤化营阴以生血者。

◆ 茯苓四逆汤（《伤寒杂病论》）

"发汗，若下之，病仍不解，烦躁者，茯苓四逆汤主之。"

主治：汗下后阴阳两微，心神浮躁。心营空虚、元阳衰竭，浮阳散乱无根，故神乱无归而虚烦；阳之不足必有寒水停聚，于症或为下肢水肿或见喘逆。功效：补火助阳，益营安神。四逆汤温补元阳；人参益营生津；茯苓重用六两以渗利寒水，兼以除烦安神。

土行方义

戊土阳明，为轴枢之右降端，主和降、主受纳。不运化则生水湿、不清肃而化热、不承降则为逆。阳明胃病证列方提要：

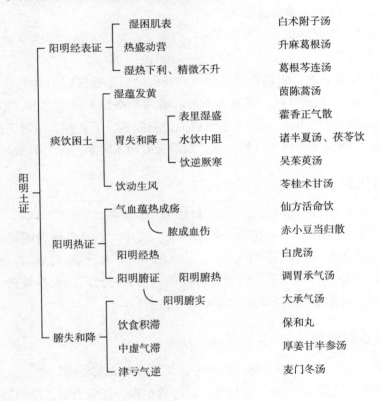

	阳明经表证	湿困肌表		白术附子汤
		热盛动营		升麻葛根汤
		湿热下利、精微不升		葛根芩连汤
	痰饮困土	湿蕴发黄		茵陈蒿汤
		胃失和降	表里湿盛	藿香正气散
			水饮中阻	诸半夏汤、茯苓饮
			饮逆厥寒	吴茱萸汤
阳明土证		饮动生风		苓桂术甘汤
	阳明热证	气血蕴热成疡		仙方活命饮
		脓成血伤		赤小豆当归散
		阳明经热		白虎汤
		阳明腑证	阳明腑热	调胃承气汤
			阳明腑实	大承气汤
	腑失和降	饮食积滞		保和丸
		中虚气滞		厚姜甘半参汤
		津亏气逆		麦门冬汤

己土太阴，为轴枢之左升端，主升清，主肌肉、四肢，主腹，能摄血。病则升清无力、化生精微不足。太阴脾病证列方提要：

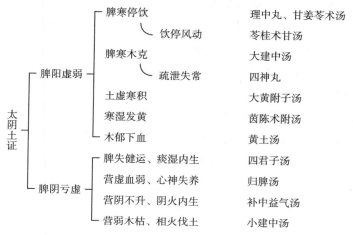

太阴土证
├─ 脾阳虚弱
│   ├─ 脾寒停饮 ——————————— 理中丸、甘姜苓术汤
│   │   └ 饮停风动 ——————— 苓桂术甘汤
│   ├─ 脾寒木克 ——————————— 大建中汤
│   │   └ 疏泄失常 ——————— 四神丸
│   ├─ 土虚寒积 ——————————— 大黄附子汤
│   ├─ 寒湿发黄 ——————————— 茵陈术附汤
│   └─ 木郁下血 ——————————— 黄土汤
└─ 脾阴亏虚
    ├─ 脾失健运、痰湿内生 ——— 四君子汤
    ├─ 营虚血弱、心神失养 ——— 归脾汤
    ├─ 营阴不升、阴火内生 ——— 补中益气汤
    └─ 营弱木枯、相火伐土 ——— 小建中汤

土行方证详义，兹录于下。

桂枝附子汤去桂加白术汤（《伤寒杂病论》）（附：桂枝去桂加茯苓白术汤、《近效》白术附子汤）

"伤寒八九日，风湿相搏，身体疼烦，不能自转侧，不呕不渴，脉浮虚而涩者，桂枝附子汤主之。若（其人）大便坚，小便自利者，（桂枝附子汤）去桂加白术汤主之。"

主治病证：风湿搏于阳明。

病证分析：（条文第一句）风湿外袭太阳，经络痹阻，治以桂枝附子汤（详见"水行方义"中，此略）。若大便坚、小便自利者，非侵袭太阳，乃湿邪同气相求，来犯阳明胃土。"坚"，繁体作"堅"：上面的"臤"意为牢固（"臣"指奴隶或下属、"又"表示一只手，指抓紧）；下面土表示壅滞不移。因此"坚"的本意指牢固、不移、固定，如坚守、坚持，而非质地硬。后来才引申有刚、硬之意。《金匮要略》中本方证见"大便坚"，亦见于《辨太阳病脉证并治下》为"大便硬"，何不如承气汤那样均言"大便硬"。故本条"大便坚"当指大便困难，自觉未尽，解又不出之状，粪便质地却不硬，甚至溏软黏腻，为湿邪在阳明，黏滞气机，碍其承降所致；湿困肌肉，经络困阻，故仍可有身体疼烦、转侧不能。

方义解析：祛湿通经止痛。方即桂枝附子汤去桂枝加白术，亦称白术附子汤。风湿之邪不在太阳而在阳明，故去桂加术；生白术芳香苦温，入阳明、走肌肉，"主风寒湿痹"（《神农本草经》），重用四两，在表能宣湿邪外出，在里能利水气从大便而出，大便被湿所困，故加之利湿通便甚宜；炮附子走肌表、祛湿除痹；姜、枣、草和中，益营卫之源。合方除阳明表里之湿邪，解湿邪困闭肌肉之身痛，并复中焦营卫以扶正祛邪。

仲景用白术皆生而不炒，生品之发表、祛湿、利水作用都要强于炒过者。解表通痹时剂量较大（如本方），中小剂量用于利水。而湿聚中焦之便秘，解后不爽，虽数日一行，却黏腻溏软，或伴腹胀，苔厚腻者，重用生白术甚宜。若是脾虚升清不及，恐有留湿，则以土炒白术为宜。

后附两方见症迥然不同，但主证皆水饮在阳明，表里偏重有所不同，药味及剂量有出入。

附方：

◆ 桂枝去桂加茯苓白术汤（《伤寒杂病论》）

"服桂枝汤，或下之，仍头项强痛，翕翕发热，无汗，心下满，微痛，小便不利者，桂枝去桂加茯苓白术汤主之。"

主治：饮停阳明胃腑。头项强痛、翕翕发热，乍看虽似太阳中风，但实缘于卫气不能御表。卫气何以不能御表？营卫伴行，营气充足则卫气方能布散肌表而卫外。然而本证因饮食生冷或不洁之物，邪入阳明胃腑，阻碍精微运化而酿水饮，饮碍中焦，营滞卫涩不能敷布于肌腠以御表，故见似乎太阳表证。营卫不达于表故无汗；邪扰阳明饮停胃腑，故心下满而微痛；饮停中焦，不能布散，机体实际津液亏虚，当见不欲饮而小便少。虽予桂枝汤和表，但水饮仍在中焦未解，营卫依旧未能升达，故病症不解。误下更谬焉。当去中焦停饮，营卫方能调和。功效：祛湿化饮、和解阳明。白术、茯苓各取三两，以芳香化湿配伍淡渗利湿，分消水饮；芍药"破坚积……利小便"（《神农本草经》），亦为水饮寻出路；除湿化饮必虑营阴损耗，故以姜、枣、草和中，益营卫之源。同《伤寒》白术附子汤，邪不在太阳，故去桂枝，而本方以芳香辛散之白术配伍苓芍之渗利以除水饮。《伤寒论临证指要》评本方："旨在和阴利水而治心下满、微痛，小便不利……苓术必须得芍药才能发挥去水气、利小便之作用。"

《伤寒》白术附子汤证，湿在阳明偏经表，以痹痛为主症；本方证，饮停阳明胃腑，故兼有胃脘满闷微痛，虽有表证而多因饮食所伤。当细细辨之。

◆ **白术附子汤**（《伤寒杂病论》附《近效方》）

"治风虚头重眩，苦极，不知食味，暖肌补中，益精气。"

主治：土虚停饮，水饮生风。土虚不能制水，水为风之母，故见眩晕、头重脚轻；此证必兼停水见症，如纳差、水肿、舌胖等。功效：运土除湿定风。白术利水燥土；炮附子补火暖土、暖水化饮；炙甘草调和药性，合白术培中气。本方术、附合用并非祛湿除痹，乃取其利水化饮之功。风由内生，饮去则风自定。合方令土燥、水除、风定。

升麻葛根汤（《太平惠民和剂局方》）

"大人、小儿时气瘟疫，头痛发热，肢体烦疼，及疮疹已发、未发。"

主治病证：邪入阳明蕴热。

病证分析：邪袭阳明经见阳明经头痛；阳明主肌肉，邪扰而精微输布不利，故肢体烦疼；"阳明常多气多血"（《素问·血气形志》），阳明气血蕴热，热盛肉腐而发疮疡。此外，《医方考》称本方尚主风热丹疹，因邪在阳明，气血蕴热，血分被蒸迫，热欲外透而见斑疹（温病学派所谓热从气入营）。

方义解析：清透阳明、解肌透疹。葛根清透阳明，使邪热有外出之势；升麻"解百毒"（《神农本草经》），仲景以其治疗热毒在血（如麻黄升麻汤、升麻鳖甲汤中用升麻同理），本方中用此以清阳明热、解血分热；芍药入营凉血，合升麻清血热，并预防阳明热入厥阴血分；甘草和中，调和药性。方以葛根清阳明之偏表，升麻、赤芍清阳明之偏里。本方主治阳明气热欲入厥阴血分，应用时机在阳明热刚入厥阴营血之清营汤证、热入血分之犀角地黄汤证之前。

葛根黄连黄芩汤（《伤寒杂病论》）（附方：香连丸）

"太阳病，桂枝证，医反下之，利遂不止，脉促者，表未解也；喘而汗出者，葛根黄连黄芩汤主之。"

主治病证：阳明湿热下利。

病证分析：太阳表证误下，热陷太阳小肠，小肠邪热熏灼胃肠，水谷精微化作湿热之邪蕴滞阳明。湿热下迫故下利；热气上迫肺金则喘而汗出。

方义解析：清透阳明、清热燥湿。葛根辛凉升散，重用半斤以力举阳明腑中下陷之精微，精微恢复升清则无酿湿之源，并能外透阳明邪热；黄连、黄芩清太阳小肠余热，热去则不蒸迫阳明之津液而湿自除；甘草和中，调和诸药。为太阳与阳明同治之方。

本方证与葛根汤证、生姜泻心汤证均可见发热下利。本证为湿热下迫，里热重，其利灼肛、臭秽酸腐；葛根汤证所见为表证明显，下利属寒而不甚臭秽；生姜泻心汤证下利本质属水饮带热。

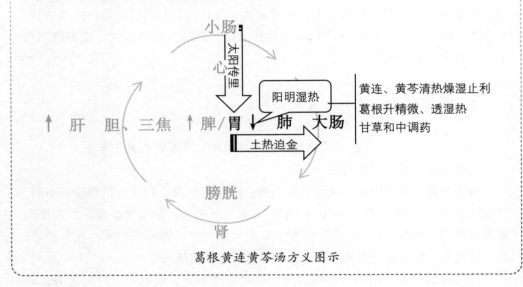

葛根黄连黄芩汤方义图示

附方：

◆ 香连丸（《太平惠民和剂局方》）

"治丈夫、妇人肠胃虚弱，冷热不调，泄泻烦渴，米谷不化，腹胀肠鸣，胸膈痞闷，胁肋胀满，或下痢脓血，里急后重，夜起频并，不思饮食，或小便不利，肢体怠惰，渐即瘦弱，并宜服之。"

主治：湿热下利，里急后重。中焦失健运，精微不运化而生湿；阳明浊滞不降，小肠火熏蒸蕴热，火迫故欲腹胀肠鸣下利（"暴注下迫，皆属于热"）；湿性黏滞，阻滞气机，故虚坐努责；气之不行则便胀；若热重者，伤血络，可见下血。功效：清热燥湿、行气除胀。黄连清热燥湿，得吴茱萸所制而不凉遏；木香行气燥湿；吴茱萸炮制于黄连中，以疏木郁，郁散热易去而不易伤血络。

芍药汤（见木行方）亦见里急后重，为土湿木郁蕴热，组方调气行血为主，兼以清热燥湿；香连丸证土湿蕴热，兼夹气滞，组方清热燥湿降气为主，仅以吴茱萸疏木。两方遥相呼应，左（肝木）右（阳明）偏差侧重不同。

香连丸与生姜泻心汤（见火行方）苦辛并用、火土并治有相似之处。生姜泻心汤证亦可见下利，因邪入饮热相迫所致，治以清热化饮；香连丸证以湿热阻滞气机为主，病势缓和，兼以调肝降胃。

茵陈蒿汤（《伤寒杂病论》）（附：茵陈五苓散、茵陈术附汤、栀子柏皮汤）

"谷疸之为病，寒热不食，食即头眩，心胸不安，久久发黄，为谷疸，茵陈蒿汤主之。"

"阳明病，发热汗出者，此为热越，不能发黄也。但头汗出，身无汗，齐颈而还，小便不利，渴饮水浆者，此为瘀热在里，身必发黄，茵陈蒿汤主之。"

"伤寒七八日，身黄如橘子色，小便不利，腹微满者，茵陈蒿汤主之。"

主治病证：阳明湿热，蕴积发黄，淖塞三焦。

病证分析：热从阳明来，湿自营阴化。仲景所谓"瘀"指营、血、津液等郁滞、陈积之证，不拘今之血瘀。胃磨水谷，为营阴化生之源。若土运不及，营阴郁滞，化湿蕴热，热蕴湿酿，营阴本色外现而发黄。若湿能从汗或二便排出者可不发黄。湿聚中焦，阻碍阳气右降，热蒸于上不得肃降，故但头汗出；湿聚中焦、浸淫三焦，决渎失枢，精微不能敷布，不得进而下输膀胱，故致小便不利；湿热阻碍，津不上承，故口渴。病在中轴，右降不及，进而影响左旋升发。

方义解析：清热利湿退黄。茵陈清热利湿，功专退黄；大黄清泻阳明、导下大便，令阳明湿热从大便而去；栀子清利三焦、通达小便，将三焦湿热从小便分去。栀、黄合用，使湿从二便分利而蕴黄得退。

黄为土色，为中焦脾胃运化的营阴之色。欲明发黄病机，先明津液代谢生理（请详见"周流运行，精微流转－津液"，此不赘述）。常人营阴运化正常，黄色隐隐不外现。若营阴运化过程受阻，如久嗜酒醴、胃强脾弱等以致湿浊停聚，加之汗溲不利，营阴瘀滞停留则出现黄疸。故《金匮要略·黄疸病脉证并治》曰："黄家所得，从湿得之。"其病在土运不及而湿停，和（或）湿淫三焦而木郁失枢（甚至肝血瘀阻/瘀热）。黄疸与黄汗非同一病，但其病机均涉及营阴代谢异常，故而均有发黄之象，但彼方湿郁在肺系（请详见金行方－芪芍桂酒汤及其附方麻黄连轺赤小豆汤）。

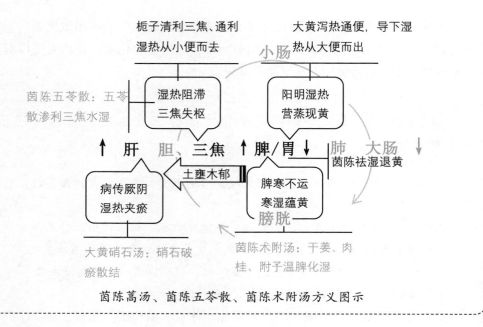

茵陈蒿汤、茵陈五苓散、茵陈术附汤方义图示

附方:

◆ 茵陈五苓散 (《伤寒杂病论》)

"黄疸病,茵陈五苓散主之。"

主治:湿碍三焦、决渎失枢之黄疸。湿聚浸淫三焦,气化不利,决渎失枢见小便不利。功效:利湿退黄。茵陈利湿退黄;以五苓散化气行水、通利三焦,气化复常,聚湿消散,不复蕴黄。

◆ 茵陈术附汤 (《医学心悟》)

"然不特湿热发黄,而寒湿亦令人发黄。但寒湿之黄,身如熏黄,色暗而不明。湿热之黄,黄如橘色,出染着衣,正黄如柏也。"

"阴黄者,茵陈五苓散。如不应,用茵陈姜(术)附汤。"

主治:脾寒湿停,湿聚而发阴黄。仲景云:"伤寒,发汗已,身目为黄。所以然者,以寒湿在里,不解故也。以为不可下也,于寒湿中求之。"其黄晦暗不明,手足欠温,舌暗淡而胖。阴黄并非阳明湿热蒸蕴,乃太阴寒饮、肝脾不升,故清下阳明自然不可。功效:温中疏木、化湿退黄。茵陈利湿退黄;甘草、干姜温中健脾、除湿化饮;炮附子补火暖土,合干姜、甘草温中祛湿;白术利水渗湿健脾;肉桂温肝暖血,疏木气之郁、达土之壅。体现"病痰饮者当以温药和之"之意。

◆ 栀子柏皮汤（《伤寒杂病论》）

"伤寒身黄发热者，栀子柏皮汤主之。"

主治：湿热蒸郁之阳黄。湿郁三焦，决渎失利，营阴郁滞而变黄；湿热蒸郁故身热。病位主要在少阳三焦。功效：清热利水燥湿以退黄。栀子导利三焦以利湿热从小便出；黄柏清水中带热、燥热中夹湿；炙甘草和中调药。

黄疸之辨证，当视寒热之多少与是否兼夹三焦郁滞与瘀血情形择方化裁。阳明湿热发黄治以茵陈蒿汤；阳明湿盛弥漫三焦而热势不甚或无热者治以茵陈五苓散；脾寒生湿，湿聚发黄治以茵陈术附汤；湿热热甚蒸郁三焦治以栀子柏皮汤；另有瘀血发黄者，因湿热阻滞，木失疏泄，瘀血与湿热相结乃黄，正如《医学心悟》所言："如瘀血发黄，亦湿热所致。瘀血与积热熏蒸，故见黄色也。去瘀生新而黄自退矣。"阳黄者热多，阳明土运右降不及为主；阴黄者寒多，太阴土运左升不及为主。此外，麻黄连轺赤小豆汤证也可见身发黄（详见"金行方义"目下），为肺气不利，营聚停湿留在太阴肺所致，治以宣肺利湿。

平胃散（《太平惠民和剂局方》）（附：藿香正气散）

"治脾胃不和，不思饮食，心腹胁肋胀满刺痛，口苦无味，胸满短气，呕哕恶心，噫气吞酸，面色萎黄，肌体瘦弱，怠惰嗜卧，体重节痛，常多自利，或发霍乱，及五噎八痞，膈气反胃，并宜服。"

主治病证：湿滞中焦，胃失和降。

病证分析：因饮食失节或久病失于调摄，胃运不及，痰饮水湿停滞中州；或因长夏湿土同气，逢暑湿外迫，阻碍胃运而加重。胃气以右降为顺，痰湿阻滞中焦，气不能降则逆上，见嗳气、呕恶、纳呆、口气等。

方义解析：化湿和胃。苍术、陈皮苦辛性温，气味芳香，外湿能宣而散，内湿能辛燥而化；生姜、厚朴化湿和胃降气；甘草和中，调药；大枣配姜、草，和胃气。合方令湿除而胃气降下，呕恶、纳呆胃逆之症可除。

附方：

◆ 藿香正气散（《太平惠民和剂局方》）

"治伤寒头痛，憎寒壮热，上喘咳嗽，五劳七伤，八般风痰，五般膈气，心腹冷痛，反胃呕恶，气泄霍乱，脏腑虚鸣，山岚瘴疟，遍身虚肿；妇人产前、产后，血气刺痛；小儿疳伤，并宜治之。"

主治：阳明表里湿盛，痰饮胃逆。外受湿邪、或内生痰湿、或湿邪内外相引，阻碍中焦气机升降。湿从外犯，卫气与争而作寒热；湿困中焦则反胃呕恶、霍乱肠鸣；湿困阳气宣通不利则心腹冷痛；乃至妨碍周身气血运行诸症（阻碍木气左升则妇人血气刺痛、瘴疟寒热；阻碍金气右降则上气咳喘、风痰虚肿）。

功效：解表化湿，和胃降逆。藿香、白芷、苏叶气芳香，外透湿邪、内运胃阳以消水湿；半夏曲、陈皮、厚朴、大腹皮化湿散结、降逆除满；白术、茯苓、大腹皮渗湿运脾；桔梗宣利肺气、布散精微，以助祛湿；生姜、大枣、甘草和营卫、益脾胃。中焦升降复常，气血升降周流，诸症自然而解。

小半夏汤 （《伤寒杂病论》）（附：生姜半夏汤、小半夏加茯苓汤、大半夏汤）

"呕家本渴，渴者为欲解。今反不渴，心下有支饮故也，小半夏汤主之。"

"诸呕吐，谷不得下者，小半夏汤主之。"

主治病证：水饮停胃。

病证分析：饮停胃脘，胃失旋降，故而呕逆。

方义解析：化饮降逆。半夏燥湿化饮、降逆"下气"（《神农本草经》）；生姜醒胃阳，助半夏化饮，水饮除则胃气和降，并解半夏毒。二味相须而用，为化痰饮之祖方。

本方及后附数方均以半夏为主化饮降逆，兼证差异而治方略有出入。

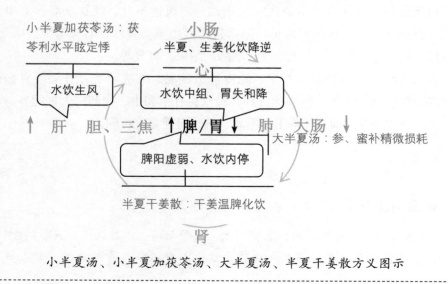

小半夏汤、小半夏加茯苓汤、大半夏汤、半夏干姜散方义图示

附方：

◆ **生姜半夏汤**（《伤寒杂病论》）

"病人胸中似喘不喘，似呕不呕，似哕不哕，彻心中愦愦然无奈者，生姜半夏汤主之。"

主治：饮停肺胃，胸阳失布。饮停胃则扰其和降，故似哕似呕；饮停于胸肺，扰其宣泄则似喘。此痰饮所碍，右降之轴与右降之轮俱受其乱。功效：化水饮、降胃气、宣肺郁。生姜取汁取"降逆之力少而散结之力多"（《金匮要略心典》），用之以宣化水饮；半夏燥痰化饮降逆。

◆ **小半夏加茯苓汤**（《伤寒杂病论》）

"卒呕吐，心下痞，膈间有水，眩悸者，小半夏加茯苓汤主之。"

主治：饮停中焦，水饮生风，引动眩悸。水为风之母，水饮停聚，邪水生风则为眩悸。功效：化饮降逆，利水定风。半夏合生姜即小半夏汤，以化饮降逆；茯苓利水化饮，入少阳三焦以疏通决渎，水去风宁，除眩宁悸。本证土病及水、因水生风，治以运中、利水、宁风。

◆ **大半夏汤**（《伤寒杂病论》）

"胃反呕吐者，大半夏汤主之。"

主治：中气大虚，不磨水谷之胃反呕吐。中气亏虚，旋转乏力，胃失右降而致呕逆，呕逆反更伤中气。水谷丝毫不受，故曰胃反。功效：降逆止呕、生津和中。半夏化饮降逆；水谷不入，营阴生化无源，人参、白蜜入中焦，益营生津以补损耗。以方测证，水饮阻碍当为胃反之由。人参、白蜜随半夏之先导而入，乃不至病不受药矣。

半夏干姜散（《伤寒杂病论》）（附：干姜人参半夏丸）

"干呕，吐逆，吐涎沫，半夏干姜散主之。"

主治病证：中阳虚弱、饮留气逆。

病证分析：口水清稀者名涎，吐涎沫指口水清稀量较多且多细沫。仲景凡言"涎沫"，皆因中焦阳不足，无以温运水饮，水饮停聚而成（尚见于甘草干姜汤、五苓散、吴茱萸汤）。中焦阳气不足，水饮停聚，阻碍承降，以致呕逆、吐涎沫。

方义解析：温中化饮降逆。干姜温中化饮；半夏燥湿化饮降逆。

本方及后附方，半夏、干姜并用，以温燥水饮，适于阳虚不化而停饮。

附方：

◆ 干姜人参半夏丸（《伤寒杂病论》）

"妊娠呕吐不止，干姜人参半夏丸主之。"

主治：妊娠中虚，饮停中焦的呕吐。妊娠血气营卫较平人充足，若有胎气阻碍，易化湿碍气而为恶阻。功效：温中补虚，化饮降逆。半夏、生姜汁（为丸）化饮降逆，"有故无殒，亦无殒也"，确有其证，不虑其燥；干姜温中化饮；人参益营补虚。（《素问·六元正纪大论》）。

茯苓饮（《外台秘要》引《延年秘录》）（附：橘皮竹茹汤、旋覆代赭汤、橘皮汤）

"主心胸中有停痰宿水，自吐出水后，心胸间虚，气满，不能食，消痰气，令能食方。"

主治病证：中虚停饮，胃失和降。

病证分析：中焦虚弱，素有停饮，碍其和降，以致痞满纳差、呕吐稀涎；精微聚而为饮，反使胃欠濡养，加之吐后更伤胃阴，故心胸间虚。

方义解析：化饮除满，补营益胃。茯苓、白术渗水利湿，除停痰宿饮；橘皮、生姜温燥化饮，除痰降逆；枳实消痞除满；"吐下之余，定无完气"（《金匮要略心典》），故用人参生津，补中焦营阴。

本方及后附数方均以痰饮停胃、胃失和降为主要病机。列于此，以体会兼证加减用意，临证常与前文半夏类降逆方斟酌化合。

附方：

◆ 橘皮竹茹汤（《伤寒杂病论》）

"哕逆者，橘皮竹茹汤主之。"

主治：痰饮中阻、胃气上逆。水饮停胃，失于和降而干哕、呕吐；精微不运，久耗胃气。功效：化饮降逆，益胃和中。橘皮、生姜化饮降逆；竹茹清痰热；生姜、大枣、甘草醒脾和胃，恢复营阴生化；水饮形成及吐逆，消耗胃中营阴，故以人参补其损。

◆ 旋覆代赭汤（《伤寒杂病论》）

"伤寒发汗，若吐若下，解后心下痞硬，噫气不除者，旋覆代赭汤主之。"

主治：饮停中焦，胃气上逆。胃土受伤，不能运化精微，精微聚生水饮，阻隔中焦致痞满；胃失和降故噫气、呃逆。功效：化饮降逆，和中益胃。重用生姜五两，合旋覆花、半夏化饮降逆；代赭石轻取一两，降胃气之上逆，胃气已伤，切莫过用金石，坠伤胃气；人参、炙甘草、大枣、生姜醒脾胃、益营阴。此证本在停饮而标在气逆，故方中重用辛温化饮，饮去则右降之路畅通，道路已通而仅需稍稍点拨降镇即可。

旋覆代赭汤与半夏泻心汤均见痞，其痞均为水饮所致。旋覆代赭汤为水饮所致胃气上逆，故重用生姜半夏化饮降逆，配伍代赭石镇胃气；半夏泻心汤为水饮所致心（小肠）火有余，故用姜夏化饮开路，配合芩连泻心火。

◆ 橘皮汤（《伤寒杂病论》）

"干呕，哕，若手足厥者，橘皮汤主之。"

主治：水饮停胃，阳失布散。水饮停胃而呕逆、噫气；中焦为营卫升提布散之源，水饮阻隔中焦，营阴无以化生充脉，卫气因之不能宣散，阳气失宣而手足厥冷。功效：化饮降逆、布散营卫。橘皮、生姜醒胃气、化水饮，饮去则营卫布散而四末得温。

◆ 半夏（秫米）汤（《黄帝内经》）

"今厥气客于五脏六腑，则卫气独卫其外，行于阳，不得入于阴，行于阳则阳气盛，阳气盛则阳跷陷，不得入于阴，阴虚，故目不瞑。黄帝曰：善，治之奈何？伯高曰：补其不足，泻其有余，以通其道，而去其邪。饮以半夏汤一剂。阴阳已通，其卧立至。黄帝曰：善，此所谓决渎壅塞，经络大通，阴阳和得者也。"

主治病证：痰阻以致阳不入阴之不寐。

病证分析：昼间阳盛于上，入夜阳气本当随右降之气收敛潜藏归于水中。若痰饮水湿等阻碍阳明右旋肃降，使阳气不能顺利潜藏。在上之阳气有余而难以入寐。此证属"胃不和则卧不安"（《素问·逆调论》）。

方义解析：除痰和中、降逆安神。半夏除痰饮，辟右降之路；痰饮既生，中气受伤，故加秫米斡旋中州、和中安神。二味合用，令阳入于阴，阴阳交通，故曰服后"其卧立至"。此外，痰饮阻碍三焦，木失疏泄，蒙蔽心神者，此方并能主之，有温胆汤之韵味（因中焦在三焦之中地位关键，其酿生痰湿之初先碍阳明，其甚者漫入三焦）。经文虽曰"厥气客于五脏六腑"，但虑半夏所能除之痰饮在三焦及肺胃，仍应斟酌归经取用。临证治疗不寐，不应拘泥于此二腑与除痰安神，半夏法之外，降气、通腑、消积、清火、疏木、涵木、化瘀、利水等安神之法均当视证取用。

吴茱萸汤（《伤寒杂病论》）

"干呕吐涎沫，头痛者，吴茱萸汤主之。"

"呕而胸满者，吴茱萸汤主之。"

"食谷欲呕，属阳明也，吴茱萸汤主之。得汤反剧者，属上焦也。"

"少阴病，吐利，手足逆冷，烦躁欲死者，吴茱萸汤主之。"

主治病证： 中寒饮逆、肝胃寒逆。

病证分析： ①寒饮停胃，胃失和降、寒饮上逆。见干呕或吐涎沫（包括而不限于口中清稀涎水分泌过多）。②厥阴寒冷、阳明寒饮，浊阴上逆。阳虚以致寒饮停积，停饮中阻，胃气上逆而呕；木气为寒饮所困，失于疏泄故胸闷；"木愈郁而愈欲泄"，厥阴气逆，引寒饮循经上逆而颠顶头痛。

方义解析： 温胃化饮止呕、暖肝降逆止痛。吴茱萸温厥阴肝与阳明胃，并能降逆止呕；生姜温胃化饮、降逆止呕；吐后精微必然消耗，以大枣、人参补

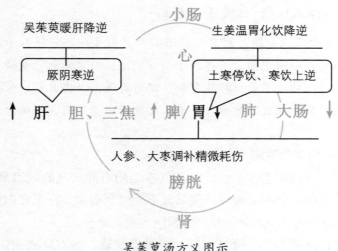

吴茱萸汤方义图示

营阴，守中扶正。少阴病阳衰欲绝，火不暖土，寒饮中阻，可有用吴茱萸汤机会，方后仍当以四逆辈回阳为常法；或因土虚木寒，疏泄不及而见下利厥逆、烦躁欲死者，为少阴疑似证而非真少阴病，当以吴茱萸汤。

仙方活命饮（《校注妇人良方》）（附：四妙勇安汤、五味消毒饮）

"治一切疮疡，未成者即散，已成者即溃，又止痛消毒之良剂也。"

主治病证：湿滞热蕴之痈疡。

病证分析：酒肉乃精微所富集，但饮食过于偏嗜，运化不及则聚而为湿弥散阻碍经络，血气营卫运行不畅而蕴生湿热，热盛肉腐化生痈脓。《素问·生气通天论》谓："营气不从（顺畅），逆于肉理，乃生痈肿。"《灵枢·痈疽》亦载："夫血脉营卫，周流不休，上应星宿，下应经数。寒邪（指湿浊等阴邪）客于经络之中，则血泣（滞涩），血泣则不通，不通则卫气归（聚集而蕴积）之，不得复反（循环），故痈肿。寒气化为热，热胜则腐肉，肉腐则为脓。""营卫稽留于经脉之中，则血泣而不行，不行则卫气从之而不通，壅遏而不得行，故热。"湿热或初于阳明肌肉而散漫三焦，或起于三焦游溢之间而集聚于阳明肌肉之分。

方义解析：清热透脓、调气和血。金银花、瓜蒌根肃清阳明与三焦间蕴热，金银花并清血热，血中热清则不复熏灼肌肉而为脓，瓜蒌根"排脓，消肿毒，生肌长肉"（《日华子本草》）；陈皮、贝母、白芷涤除三焦经络间与阳明肌肉之分湿浊以恢复气血调顺而助痈脓消散；乳香、没药、当归、芍药调气和血，以助蕴热消散，当归并能补血肉之伤；白芷、穿山甲、皂刺、瓜蒌根透脓溃痈，使已成之脓易于溃透；痈脓以外透为顺，故予防风疏风外透，助瓜蒌根排脓；生甘草清热并调和药性。本方治疗阳症痈疡并非一味清热泻火，而以调气血、化痰浊并配合外透之品以尽除脓腐恶物，热散则肉不腐。痈疡热毒发于肌肉，故本方从阳明取法；若是溃透伤及皮肤，透出无力或溃久不敛，此为土伤及肺（皮肤属肺），则需扶肺气以透脓或敛疮（请参考"金行方－内托生肌散"）。

附方：

◆ 四妙勇安汤（《验方新编》）

"此症（头角太阳生疮）有因好服春方药而生者，有因食煎炒浓味而生者。初起用金银花二斤，煎汤饮数十碗，方可少解其毒。然必溃烂，再用金银花、玄参各三两，当归二两，甘草一两，水煎，日服一剂，七日始可收口。又手脚指头生疮，亦多不救，亦可以此法治之。"

主治：热毒炽盛之疮痈、脱疽。本证以热毒炽盛为主要矛盾，急则先治其标。功效：清热凉血解毒。金银花清热凉血解毒，气血兼清；玄参益水清火；当归和血络，助消散；甘草清热解毒。合方寒凉重用，除肌肉间壅热，清热之力较强，但夹有湿浊者需合方化裁。

◆ 五味消毒饮（《医宗金鉴》）

"以上（疔证）诸证，初起俱宜服蟾酥丸汗之；毒势不尽，憎寒壮热仍作者，宜服五味消毒饮汗之。"

主治：清热解毒，消散疔疮。功效：清热解毒凉血。金银花、野菊花、蒲公英清热解毒（凉血），疏风透表；紫花地丁、紫背天葵子清热散结消痈。方后原注有加酒煎煮及热服取汗法，意在增强通行气血和透邪外出之能。但疮疡虽有寒热，为卫气内搏疔疮之处疏于卫表所致，并非表证，营血已然消耗，不应刻意求汗，麻黄汤有疮家禁汗，与此同理。但凉药热服以助消散可取。本方纯用寒凉，但消其热结，用于疔证初起，正气未伤者；体非纯实者不宜。

赤小豆当归散（《伤寒杂病论》）

"病者脉数，无热，微烦，默默但欲卧，汗出，初得之三四日，目赤如鸠眼；七八日，目四眦黑。若能食者，脓已成也，赤小豆当归散主之。"

"下血，先血后便，此近血也，赤小豆当归散主之。"

主治病证：湿热内熏，血肉蕴脓。

病证分析：土运不及，湿郁蕴热，热熏肉腐成脓，伤在血肉（肉属脾胃，血属肝），病在肝与脾胃。脉数、微烦为里热；湿热熏蒸故汗出；无热指无表热、无寒热；肝连目系，血热有内传厥阴之势，故目见赤，待脓成血瘀，则四眦见黑。

方义解析：利湿透脓，和络清热。赤小豆能利土中湿热，浸出芽更善透脓使之外出；当归和肝中血络，以补血肉之伤；浆水甘凉清热，故前二味为散，以之冲服。下血先便后血者因湿热熏蒸、热迫肠道血络所致，本方仍可主之，并可予凉血散瘀、和血止血类方以急则治其标。

此为阳明湿积蕴脓、热势已去而血络失和。仙方活命饮适用于痈疡之热势正盛，正欲酿脓，兼有湿留，且对血络之损伤范围仅限于局部。

白虎汤（《伤寒杂病论》）（附：白虎加人参汤、竹叶石膏汤、玉女煎）

"伤寒脉浮滑，此以表有热，里有寒，白虎汤主之。"

"三阳合病，腹满身重，难以转侧，口不仁，面垢，谵语遗尿。发汗则谵语。下之则额上生汗，手足逆冷。若自汗出者，白虎汤主之。"

"伤寒脉滑而厥者，里有热也，白虎汤主之。"

主治病证：阳明经热证。

病证分析：阳明胃气与金运（肺与大肠之气）右旋呼应，同以宣泄肃降为常。原文"表有热，里有寒"当理解为"表有寒，里有热"，乃阳明不能宣泄发越，积热在内，不得发出，故虽里有大热，四末反见厥冷，肌表触之反凉。阳明内热壅盛，蒸迫精微，故自汗出；精微外泄损耗，不能濡养肌肉，故身重转侧不利；阳明经热无处可泄，循经上烘面口，故口黏腻、面垢腻；大热不能右降，扰乱心神而烦谵遗尿。总之为寒困火郁之象，为阳气开泄不利，右降不能之困局。

方义解析：清宣阳明经热。热郁阳明经，需辛以开之、寒以清之，故以石膏重用一斤，味辛性寒，宣散阳明及太阴肺，开通外泄之路，令热散而去，右路顺畅而降；知母补水清热，除烦安神；粳米合膏、知清热护胃；炙甘草和中调药。本方先通右降道路，路畅则热自下潜。石膏之辛寒清热不同于芩、连之苦寒，后者直败火气，而石膏性开泄，令热气外达宣散乃解。如善制水者，疏之而非截之。白虎乃西方星宿，秋当其时而肃杀，借其意名之。

后附方皆由白虎加减，以其里热及正气不足程度差异。

附方：

◆ 白虎加人参汤（《伤寒杂病论》）

"服桂枝汤，大汗出后，大烦渴不解，脉洪大者，白虎加人参汤主之。"

"伤寒若吐若下后，七八日不解，热结在里，表里俱热，时时恶风，大渴，舌上干燥而烦，欲饮水数升者，白虎加人参汤主之。"

"伤寒无大热，口燥渴，心烦，背微恶寒者，白虎加人参汤主之。"

"伤寒脉浮，发热无汗，其表不解，不可与白虎汤。渴欲饮水，无表证者，白虎加人参汤主之。"

"渴欲饮水，口干舌燥者，白虎加人参汤主之。"

"太阳中热者，暍是也。汗出恶寒，身热而渴，白虎加人参汤主之。"

主治：阳明经热，热盛伤津。土性克水，土热津液被灼伤而口舌燥而大渴；阳明热气熏蒸，迫津外出为汗，汗多耗伤营卫，卫气疏于达表御风，故有恶风或背微恶寒（白虎汤证津液未亡、营卫尚足，故不恶风寒）；营阴耗损，心火独盛而烦；伤于暑热，迫津外亡者，热盛津伤同理。属土盛胜水。功效：清宣阳明，生津止渴。取白虎汤清阳明之热；加人参生津止渴，补营阴之耗伤。

◆ 竹叶石膏汤（《伤寒杂病论》）

"伤寒解后，虚羸少气，气逆欲吐者，竹叶石膏汤主之。"

主治：热退营伤，痰阻气逆。阳明经热势已衰，营阴被灼，炼为痰饮，阻碍胃气和降。营阴损耗，故虚羸少气；营阴无以奉心，心阴（营）虚可见虚烦；痰饮阻碍胃气，故欲吐逆。功效：清热除烦，益营降逆。石膏清阳明余热；竹叶、麦冬清心泻热除烦；人参、麦冬补益营阴之耗伤；半夏化痰饮、降胃气，开通火热右降之路；粳米、炙甘草扶中气、和药性。

◆ 玉女煎（《景岳全书》）

"水亏火盛，六脉浮洪滑大；少阴不足，阳明有余，烦热干渴，头痛牙疼，失血等证如神。"

主治：肾水亏，阳明热。土性制水，土热则水涸。水竭而干渴；虚热扰心故烦；阳明热气循经上扰故头痛、牙痛；"阳明多气多血"，故热甚者迫血动血。功效：滋水清胃，泻热凉血。熟地、知母、麦冬补水滋肾、清热除烦止渴；石膏清胃热；牛膝引胃火下行，能清胃热宁血。

大黄甘草汤（《伤寒杂病论》）（附：调胃承气汤、凉膈散）

"食已即吐者，大黄甘草汤主之。"

主治病证：胃失和降，食阻上逆。

病证分析：阳明胃腑承降不及，进食后因受饮食阻碍，气逆不顺降，故吐逆；另可有中上二焦热证，如（进食后）嗳腐吞酸、舌红面赤等。

方义解析：降胃气，止呕逆，除上热。大黄承胃气、降阳明，胃气得以下降，则不因进食而呕逆；甘草和中调药。本方以承降胃气为本职，并非针对治疗食积，"食已即吐"仅为诱因，病证本质是阳明之气右旋下行无力。

后附化裁二方皆取大黄、甘草降胃气、开通路之功：兼燥矢及上焦积热者用调味胃承气汤；降胃气以通降中上焦之热者用凉膈散。

附方：

◆ 调胃承气汤（《伤寒杂病论》）

"太阳病三日，发汗不解，蒸蒸发热者，属胃也，调胃承气汤主之。"

"伤寒吐后，腹胀满者，与调胃承气汤。"

"阳明病，不吐不下，心烦者，可与调胃承气汤。"

"若胃气不和，谵语者，少与调胃承气汤。"

主治：胃气不降而致的上热证。阳明实则火不右降，因而上焦留热。阳明不降，火郁为热，则蒸蒸发热；上焦积热扰心神则烦，甚则谵语；阳明胃腑气滞不降，故腹胀满。功效：承降阳明、解除上热。大黄承降胃气，气得右降而上焦积热可泻；芒硝凉润而泄热；甘草缓和药性，缓和硝、黄通下之力，使能除热而不至大泻下。

以方测证，本方不同于大黄甘草汤，有芒硝以软坚，当有燥矢。本方又不同于大黄黄连泻心汤：恐因热多伤津故有芒硝润燥，上焦心热其次，热在阳明熏蒸为主故不用黄连。

◆ 凉膈散（《太平惠民和剂局方》）

"治大人小儿脏腑积热，烦躁多渴，面热头晕，唇焦咽燥，舌肿喉闭，目赤鼻衄，颔颊结硬，口舌生疮，痰实不利，涕唾稠黏，睡卧不宁，谵语狂妄，肠胃燥涩，便溺秘结，一切风壅，并宜服之。"

主治：中上二焦热证。热在阳明，循经上蒸，故面热、唇焦；热伤胃阴则口渴、便秘；阳明承降不足，上焦心火郁扰，故口舌肿痛生疮、心烦、卧不宁，甚则谵妄；上焦郁热熏肺，肺失布津则生痰、金失宣肃故咽喉不利、肺金闭郁蕴热欲自解故鼻衄。文中诸症属热在胃、心、肺之中上二焦，皆因阳明不降导致，故治疗当"以泻代清"：承降中焦以清中上二焦。功效：承降阳明，清金泻火。方含调胃承气汤（黄、硝、草），清降阳明，阳明得降则上焦之热有路可去；薄荷、连翘、栀子取其辛凉，清宣肺火，其热在上近表者亦有外散透出之意；栀子、连翘、黄芩清心火、安心神，并改善肺金被火所灼之势。本方以硝、黄清阳明、除上热，并配以辛凉清心凉肺之品，气降而热消金肃。

大承气汤（《伤寒杂病论》）（附：小承气汤、厚朴三物汤、厚朴大黄汤、麻子仁丸、三化汤）

"伤寒若吐若下后不解，不大便五六日，上至十余日，日晡所发潮热，不恶寒，独语如见鬼状。若剧者，发则不识人，循衣摸床，惕而不安，微喘直视，脉弦者生，涩者死。微者，但发热谵语者，大承气汤主之。若一服利，则止后服。"

"阳明病，谵语有潮热，反不能食者，胃中必有燥屎五六枚也；若能食者，但硬耳，宜大承气汤下之。"

"二阳并病，太阳证罢，但发潮热，手足漐漐然汗出，大便难而谵语者，下之则愈，宜大承气汤。"

"腹满不减，减不足言，当下之，宜大承气汤。"

"下利不欲食者，有宿食也，当下之，宜大承气汤。"

"伤寒六七日，目中不了了，睛不和，无表里证，大便难，身微热，此为实也，急下之，宜大承气汤。"

"阳明病，发热汗多者，急下之，宜大承气汤。"

"发汗不解，腹满痛者，急下之，宜大承气汤。"

"少阴病，得之二三日，口燥咽干者，急下之，宜大承气汤。"

"少阴病，自利清水，色纯青，心下必痛，口干燥者，急下之，宜大承气汤。"

"少阴病，六七日，腹胀不大便者，急下之，宜大承气汤。"

主治病证：阳明腑实、土燥水竭。

病证分析：①阳明腑实：阳明宿食或燥矢阻隔，右路不通，火不下降，土燥津伤、火扰心神。宿食积滞阻碍故腹满；日晡正当阳明承降之时，阳明气不能降，故每于此时而发热；火郁熏蒸迫津外出，故手足汗出；热郁心热不宣，扰乱心神，故烦躁谵语。②土燥水竭：阳明右旋承降乃生水之源，若阳明病热炽津耗，燥土制水，少阴水将枯竭。津伤水亏故咽干口燥；津亏精微不上承则两目干涩、转睛不利；阳明阻滞，津液不能运化而反做下利纯青臭秽。总体态势为宿食燥矢阻隔，气不右旋，蒸热不降，津伤枯燥。

方义解析：①通腑泻热、除满消痞；②急下存阴（少阴病三急下）。大黄四两生用、后入，力专攻下以去实；厚朴重用半斤，推气导下以除满；枳实五枚，宽肠破结，拓宽降路以消痞；芒硝咸寒，软坚润燥，使结坚燥矢软化而下。合方荡除宿食燥矢，恢复右降通路，消除湿热上蒸，缓解水液下枯。若为"腹微满，初头硬，后必溏"莫予大承气汤，此或为少阳失枢，脾虚失运之类，或可予柴胡桂枝干姜汤。

方后附小承气汤、厚朴三物汤、厚朴大黄汤，其燥矢、气滞、胀满等程度有差异；后附麻子仁丸亦含承气法，以协调脾胃之升降。

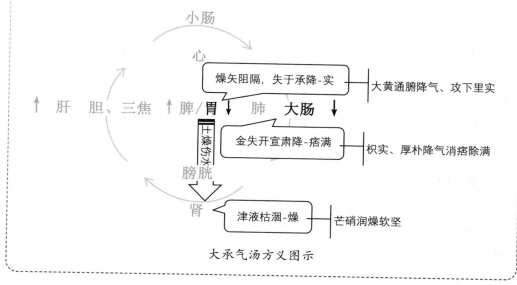

大承气汤方义图示

附方：

◆ 小承气汤（《伤寒杂病论》）

"阳明病，其人多汗，以津液外出，胃中燥，大便必硬，硬则谵语，小承气汤主之。若一服谵语止，更莫复服。"

"阳明病，谵语发潮热，脉滑而疾者，小承气汤主之。因与承气汤一升，腹中转矢气者，更服一升，若不转矢气，勿更与之。明日又不大便，脉反微涩者，里虚也，为难治，不可更与承气汤也。"

"太阳病，若吐若下若发汗后，微烦，小便数，大便因硬者，与小承气汤和之愈。"

"下利谵语者，有燥屎也，小承气汤主之。"

主治：阳明腑实轻证。阳明燥矢，心火不降而上扰神明。功效：通腑泻热。大黄取四两，与余药同煎，攻下腑实却不及大承气汤之峻猛；厚朴二两，降气除满；枳实三枚，破气散结。

本证以燥矢和心火症（烦、谵）为主，腹痛满胀等症相对大承气汤证缓和，故大黄与余药同煎并减轻厚朴、枳实用量。燥热伤津不及大承气汤证，故去芒硝之润燥软坚。

◆ 厚朴三物汤（《伤寒杂病论》）

"痛而闭者，厚朴三物汤主之。"

主治：阳明呆滞、腑气不降。阳明腑气滞涩，右旋肃降不畅，便秘而腹胀痛。功效：破气消痞、通便止痛。药味同小承气汤，但剂量调整。胀痛甚者因于气滞，故重用厚朴半斤，兼入阳明与太阴肺金，降右路之气，导气除胀为先；枳实宽金行气；大黄降气通腑。厚朴、枳实本为肃金之品：厚朴入肺以下气降逆、入大肠以导气除胀；枳实入肺散郁宽胸、入大肠以宽肠开路。阳明胃以其右行承降同气而取之。

◆ 厚朴大黄汤（《伤寒杂病论》）

"支饮胸满者，厚朴大黄汤主之。"

主治：饮停太阴，支撑胀满，金失肃降。功效：降气除满。药味同小承气汤，重用厚朴、枳实降气除满，导气为先；大黄从腑治脏，通腑气而降肺金。

小承气汤、厚朴三物汤、厚朴大黄汤三方药味相同，但剂量出入而功用变异：小承气汤证为燥矢气滞之腑实轻证，治以通阳明为主、降太阴肺气为辅，故大黄用量多于厚朴、枳实；厚朴三物汤证，阳明腑气气闭不通，治以降气为主，故需重用厚朴；厚朴大黄汤证为气滞饮停，治以降气除满以除饮，取其功用在太阴肺为主，故重取厚朴、枳实。

◆ 麻子仁丸（《伤寒杂病论》）

"趺阳脉浮而涩，浮则胃气强，涩则小便数，浮涩相搏，大便则坚，其脾为约，麻子仁丸主之。"

主治：脾约便秘。中轴旋转，脾升胃降。脾升一步，胃气亦当降一步；胃降一步，脾又当升一步。若升降配合不协调则为病。阳明承降不及而气血反上逆，鼓舞脉道而令脉浮，故称"胃气强"（邪有余而非真强）；"小便数"故可知脾仍能升清，然而津液本已损伤，过度升清致肠道更为枯燥，津伤故而脉"涩"。"其脾为约"（"为"可释作"造成"，是主动语态），即脾升过度造成了约束状态。"（大便）坚"可能指大便硬，也可能指大便难以解出（请参考白术附子汤条），两种情况时常并存。脾约便秘即阳明承降不及，脾升相对过度，津液提炼过度而致，治当导下积滞以解右降之不及、润燥生津以缓其左升过度。功效：润燥通便。麻子仁、杏仁、蜜、芒硝润燥生津、润肠通便，以润治"涩"；芍药益营生津润燥，酸寒有碍脾之升清，脾升略缓一步则能与结滞之胃气协调；大黄通降阳明；厚朴、枳实降阳明腑气，合大黄，内含小承气汤之意，取轻清导下胃气之功，针对"胃气强"而设，滞消则积热随之而去。和诸味为丸，以长效缓图。

◆ 三化汤（《素问病机气宜保命集》）

"中风，外有六经之形证，先以加减续命汤随证治之，内有便溺之阻格，复以三化汤主之。"

主治：中风之兼有阳明腑气不畅。外有风证（不论外风、内风），见振掉眩晕、肢体麻木、疼痛、恶寒发热等；内有阳明湿实阻滞，腑气不通，见腹胀、纳呆、便秘。功效：疏表、通里。羌活外可疏风寒，内可疏木达郁，和血以荣肢体、经络；厚朴、枳实、大黄泻阳明，承右降之气以协调制约左升过度。虽有三味通腑降气，而一味羌活疏风达木为其着眼，合之左升右降以恢复气机。

保和丸（《丹溪心法》）（附：枳实导滞丸）

"保和丸，治一切食积。"

主治病证： 饮食积滞。

病证分析： 饮食积滞阳明胃腑，不能运化以生成精微，反酿水湿；中气滞涩，火郁不降而蕴积生热。

方义解析： 消食导滞、除湿清热。山楂、神曲、莱菔子消食导滞；积食所伤，土运呆滞，故以陈皮、半夏、莱菔子运化中焦，消满除滞；中州不运，精微聚湿化饮，故以陈皮、半夏、茯苓、莱菔子除湿消痰；连翘内清积热。食积之症或有见寒热表证者，此因中焦食积，以致营卫不能生化而上归于肺，进而不能敷布于肌表所致，多见于营卫尚未壮实之小儿或久病体虚之人。此时莫急于解表祛邪，当先运化中焦积滞，待积滞消去，营卫得以化生，上承进而布散肌腠，营卫和而表证自解。

附方：

◆ 枳实导滞丸（《内外伤辨惑论》）

"治伤湿热之物，不得施化而作痞满，闷乱不安。"

主治：食积湿热。食积中阻，气不右降，故痞满；右路阻塞，又酿湿热，热蕴扰心而烦乱。功效：攻积消痞，清热除湿。卒暴饮食，待消不迭，急而导下之，大黄、枳实攻下积滞、消痞除满，釜底抽薪；神曲消食导滞；白术、茯苓、泽泻利水渗湿；黄芩、黄连内清积热。

本方证较保和丸证急迫，短期应用后可予保和丸调理。

厚朴生姜甘草半夏人参汤（《伤寒杂病论》）

"发汗后，腹胀满者，厚朴生姜甘草半夏人参汤主之。"

主治病证：中虚气滞。

病证分析："浊气在上，则生䐜胀。"（《素问·阴阳应象大论》）因过汗后，中焦营阴损耗，阳明胃气肃降不及而致腹胀。有说本证为脾虚所致痞满，笔者认为不当，因脾土本性升清，若脾被伤当患清阳下陷之类病症。

方义解析：降气除胀，益营和中。厚朴半斤、半夏半升二味重用，降气散结，消痞除胀；生姜重用半斤，辅佐半夏，醒胃降逆，并制其毒；人参、甘草轻取一二两，以益营补中，配伍除胀降气之味而不畏其壅满。本证阳明失于右降为主，故方中重用厚朴、半夏、生姜以辟浊降逆，复其右旋；其次兼有中焦营气耗损，故轻剂参草以益营升清，合方令左右升降玄机相因而消胀除满。

理中丸／人参汤（《伤寒杂病论》）（附：甘草干姜汤、甘姜苓术汤、桂枝人参汤、理中化痰丸、黄芽汤）

"霍乱，头痛发热，身疼痛，热多欲饮水者，五苓散主之；寒多不用水者，理中丸主之。"

"大病差后，喜唾，久不了了，胸上有寒，当以丸药温之，宜理中丸。"

"胸痹心中痞，留气结在胸，胸满，胁下逆抢心，枳实薤白桂枝汤主之。人参汤亦主之。"

主治病证：脾阳亏虚，寒饮内生。

病证分析：土本治水，因其能运化水谷精微。脾寒不能升清，水谷精微停聚而为水饮，故口不渴；停饮上犯故喜唾涎沫（口中清涎增多）；精微不升，反下陷而作便溏泄泻；因其为阳虚寒饮，呕下之物清稀而非酸腐败物；土为金母，脾寒水饮犯肺，痹阻胸阳，以致胸痹或寒饮迫肺导致咳喘等（故曰"胸上有寒"，寒指寒饮）。

方义解析：温脾化饮。干姜、甘草温脾阳，化水饮；白术利水渗湿，运脾除湿；精微因脾寒而不得升，机体营阴生化乏源，久之必有营亏失养之象（初则心肺，继而肾肝），故以人参合甘草补脾益营。《太平惠民和剂局方》以本方加附子（附子理中汤）补火暖土，加强暖脾祛寒化饮之效，炮附子固摄力优，脾寒稀涎泻利尤宜，并善祛寒回厥、除"一切陈寒痼冷"。

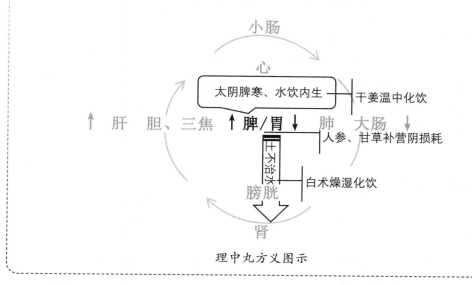

理中丸方义图示

附方：

◆ 甘草干姜汤（《伤寒杂病论》）

"肺痿吐涎沫而不咳者，其人不渴，必遗尿、小便数，所以然者，以上虚不能制下故也。此为肺中冷，必眩，多涎唾，甘草干姜汤以温之。若服汤已渴者，属消渴。"

主治：脾虚寒饮。原文"上虚不能制下"指土寒不能制水。脾寒不温四肢，故四逆厥冷；脾阳虚弱不运精微，精微化为水饮：饮溢于胃则吐清稀涎沫（理同理中丸）；水饮上犯清窍则头眩（水生风）；水饮犯肺则咳喘而咯清稀痰涎；寒水下注则小溲清长、遗尿。功效：温脾化饮。干姜温脾阳，化寒饮；炙甘草缓和药性，引药入中焦。二药相合，脾阳健运，寒饮温化，则肺金疏利、膀胱温运。

干姜与生姜为同一植物，但干姜并非生姜之干品。种植干姜时需不断盖土压实其根部，限制其根生长空间，待霜降后方能采收，其质地坚实致密，其气内守；而生姜质地疏松，气势发散，其性走散。生姜入太阳、阳明（阳经），发卫阳以解表散寒、醒胃阳以助运化；干姜入太阴脾与肺（阴经），先温中，再赖其辛温以化饮。

◆ 甘姜苓术汤（肾着汤）（《伤寒杂病论》）

"肾着之病，其人身体重，腰中冷，如坐水中，形如水状，反不渴，小便自利，饮食如故，病属下焦，身劳汗出，衣里冷湿，久久得之，腰以下冷痛，腰重如带五千钱，甘姜苓术汤主之。"

主治：土虚水寒之"肾着"。此为脾土虚寒，不能制水，水停肌肉（脾所主）所致；沉重冷痛等病症虽见于下焦，但病机根本实属中焦土寒，不能制水；不碍膀胱气化，故小便自利且不渴。功效：暖土化水。干姜重用四两，温脾祛寒；茯苓、白术利水渗湿；甘草合干姜取甘草干姜汤意，以温化寒饮，并和中调药。

◆ 桂枝人参汤（《伤寒杂病论》）

"太阳病，外证未除，而数下之，遂协热而利，利下不止，心下痞硬，表里不解者，桂枝人参汤主之。"

主治：脾寒下利，营卫失和。风寒直中太阴脾或太阳表证误下，伤及太阴脾阳，脾不能升水谷精微化为营阴，反下泄，故作寒利而出，加之表证寒热未解，故曰"协热而利"；脾寒精微不升，反因受寒而化作水饮，结于胃脘则心下痞硬。功效：温脾升清，调和营卫。人参汤（即理中丸为汤剂）温运脾阳，化饮利水，益脾生营；桂枝①用至四两且后下，散邪解表之力强，揣测表证仍未去；②内合人参调和营卫：不同于桂枝汤中以桂、芍调和营卫，彼方营阴以汗外泄，故以芍药酸敛之，本方营阴变水饮下利损耗，故以人参甘润之，令营卫皆得以升提，敷布肌表，阴阳相持而营卫调和。

◆ 理中化痰丸《明医杂着》

"脾胃虚寒，痰涎内停，呕吐少食；或大便不实，饮食难化，咳唾痰涎。此属中气虚弱，不能统涎归源也。"

主治：温脾化痰。脾阳虚弱，升清乏力，痰饮内生。痰饮碍胃则食少、饮食难化；胃气因痰所碍，上逆而呕吐；脾不升清，精微下陷，故便溏；甚或土病传金而见肺中痰饮咳逆。功效：温脾化饮，消痰降逆。干姜温脾阳、化痰饮；茯苓、半夏、白术利水燥湿化痰；不忘以人参兼顾其精微之所伤；甘草调药和中。

◆ 黄芽汤《四圣心源》

"胃主降浊，脾主升清，湿则中气不运，升降反作，清阳下陷，浊阴上逆，人之衰老病死，莫不由此。以故医家之药，首在中气。中气在二土之交，土生于火而火死于水，火盛则土燥，水盛则土湿，泻水补火，扶阳抑阴，使中气轮转，清浊复位，却病延年之法，莫妙于此矣。"

主治：土虚湿盛，升降乖逆。功效：补中利水、升清降浊。干姜温脾升清、温中化饮；茯苓利水渗湿、降浊；人参、炙甘草补中和中。

本方乃理中汤易白术为茯苓。白术侧重燥阳明胃土之湿，茯苓侧重渗三焦膀胱之水。因此，理中丸主证为脾寒胃湿，侧重中焦；黄芽汤主证为土弱水停，功在中焦以至三焦。

苓桂术甘汤（《伤寒杂病论》）（附：泽泻汤、茯苓甘草汤、茯苓泽泻汤）

"伤寒若吐、若下后，心下逆满，气上冲胸，起则头眩，脉沉紧，发汗则动经，身为振振摇者，茯苓桂枝白术甘草汤主之。"

"心下有痰饮，胸胁支满，目眩，苓桂术甘汤主之。"

"夫短气有微饮，当从小便去之，苓桂术甘汤主之。"

主治病证：土虚饮停、饮聚动风冲逆。

病证分析：太阳病卫阳受损，火不暖土，脾胃阳虚，运化不及，水饮内生；水饮侵犯三焦，碍其疏泄，木郁而生风。饮停中焦则心下满；水饮散漫三焦，阻塞水津上承，故渴；水饮拥塞少阳枢机不利，故胸胁支满；停水引动少阳木气化风（邪水生邪木），故做冲逆、头眩等。此为中轴转枢不利以致左升异常之证。

方义解析：化气利水，平冲降逆。茯苓、白术入中焦利水渗湿，入少阳三焦除饮而平风；桂枝入太阳补火暖土则温运水湿，入三焦温阳化气行水，配伍苓术而能平木息风、止眩平冲；炙甘草和中。

苓桂剂（如苓桂术甘汤、五苓散之类）与姜术剂（如理中丸之类）同为温中阳、化水饮类方，但归经与升降取向不同。若水饮在经隧之间、散漫游溢、流溢三焦或因气化不及而泛溢太阳，属中运不及而左升紊乱，取桂枝入太阳走而不守，配伍茯苓入三焦，化气行水、疏通决渎。若水饮停聚中焦，流传不远，至多犯及胸中者，多为中运不及而右降阻塞，取干姜之守而不走，配燥利之白

127

术，以温脾化饮。

　　仲景常苓桂并用以化气行水，其他如茯苓甘草汤、茯苓泽泻汤等请见附方，另有五苓散、苓桂枣甘汤、肾气丸，因其证下焦水邪为重，归于水行方中。

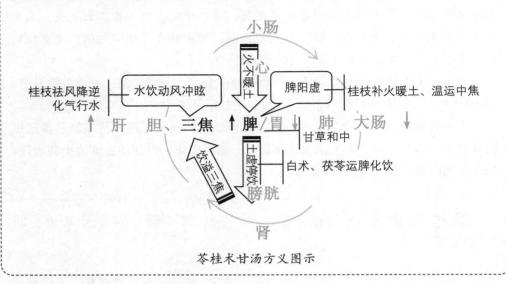

苓桂术甘汤方义图示

附方：

◆ 泽泻汤（《伤寒杂病论》）

"心下有支饮，其人苦冒眩，泽泻汤主之。"

主治：中焦停饮而致眩晕。阳明土虚而水饮内生，水欲动风而冒眩。泽泻重用五两，入三焦膀胱，利水去饮；白术入阳明，除湿燥土。饮去风清而眩定。

　　本方与苓桂术甘汤同治中焦停饮而欲动风，何异？"盖泽泻汤乃单刀直入之法，务使饮去而阳气自达；若苓桂术甘汤，嫌其甘缓而恋湿，对舌体硕大而苔又白腻，则又实非所宜，此故仲景之所不取。若服泽泻汤后，水湿之邪已减，而苓桂术甘之法犹未可全废，而亦意在言外矣。"（引自刘渡舟《谈谈〈金匮〉的泽泻汤证》）

◆ 茯苓甘草汤（《伤寒杂病论》）

"伤寒汗出而渴者，五苓散主之；不渴者，茯苓甘草汤主之。"

"伤寒，厥而心下悸，宜先治水，当服茯苓甘草汤，却治其厥。不而，水渍入胃，必作利也。"

主治：土不治水，水饮上犯。水停胃中而欲上犯心阳，故见心下悸；饮停中焦，营卫不能宣布而出，故肢厥；虽饮停中焦，但三焦之疏泄尚在，精微尤可上承，故不渴（五苓散证饮停三焦，精微不能上承，故渴）。功效：温阳化饮，利水定悸。生姜温胃化饮；桂枝、茯苓化气行水；炙甘草和中调药。合方除中焦水饮而平悸，止后可予温中化饮、调和营卫以治其厥，如桂枝人参汤之类。

◆ 茯苓泽泻汤（《伤寒杂病论》）

"胃反，吐而渴欲饮水者，茯苓泽泻汤主之。"

主治：饮停中焦、阻碍三焦。水饮中阻，胃气不降而胃反、呕逆；饮停三焦（实偏中上二焦），津不上承而渴。功效：利水温阳，化饮降逆。可看作茯苓甘草汤加泽泻、白术。茯苓、白术、泽泻入三焦，利水渗湿，令津液上承以止渴；桂枝温阳化气，合苓、术、泽化饮；生姜化饮降逆；甘草和中。

本方较五苓散缺猪苓而加生姜，因茯苓泽泻汤证主证在中上焦水饮，故不需黑猪苓渗利膀胱，而加生姜、甘草令本方作用偏取中焦；五苓散证水饮三焦散漫俱见，五味同用以兼顾三焦。

大建中汤（《伤寒杂病论》）（附：附子粳米汤、大乌头煎、乌头桂枝汤）

"心胸中大寒痛，呕不能饮食，腹中寒，上冲皮起，出现有头足，上下痛而不可触近，大建中汤主之。"

主治病证：土寒饮停，木乘作痛。

病证分析：文中"心胸中"当理解为脘腹部。《素问·举痛论》曰："寒气客于肠胃，厥逆上出，故痛而呕也。"土寒不能制水而寒饮停聚，饮停胃脘故呕不能食；腹部凸起如见头足之状，此亦寒饮所聚之处；土为寒饮所壅，木欲疏之而强做功，故见腹痛。

方义解析：温中却寒、和中止痛。干姜温土化饮；蜀椒温中散寒止痛；姜、椒二味辛热相须为用，温中化饮、祛寒止痛；人参、饴糖益营培土、扶正固本，尤其吐后当虑精微耗伤。本方暖土化饮而并无泄肝柔木之品，因起病之源在中土之故，土强则木自却。黄元御评此证："火虚土弱，水邪无畏，中侮脾胃，上凌心火，火土双败，中上寒甚，呕痛齐作，饮食俱废。饴、参培土而建中，干姜、蜀椒补火而温寒也。"（《长沙药解》）

后附诸方，皆为土寒饮停木乘而腹痛，其虚实与紧迫程度各有差异。寒邪

129

重者，往往肝脾两寒，相引而痛。此处几方主证与木行方目下当归生姜羊肉汤证相似，但在土木之间偏重略有差异：彼方却寒之外能养血柔木，此处相对侧重破阴寒、和中土。布局类似而偏重差异，姑且分列两处。

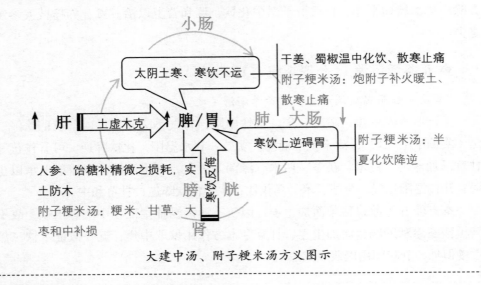

大建中汤、附子粳米汤方义图示

附方：

◆ 附子粳米汤（《伤寒杂病论》）

"腹中寒气，雷鸣切痛，胸胁逆满，呕吐，附子粳米汤主之。"

主治：肝脾两寒、寒饮呕逆。己土虚寒则乙木不升，木郁而贼土，故痛连胸胁逆满；水停胃脘，胃气上逆而呕吐。功效：祛寒止痛、降逆止呕。炮附子补火暖土，温脾祛寒；半夏化饮降逆止呕；粳米、甘草、大枣和中缓急，培补土中精微所伤。

本方与大建中汤均为土寒停饮、寒饮作痛、水饮上逆。大建中汤以寒饮攻冲为特色，饮患为重，侧重温化；附子粳米汤以寒痛呕逆为主，寒为重，侧重祛寒。

◆ 大乌头煎（《伤寒杂病论》）

"腹痛，脉弦而紧，弦则卫气不行，即恶寒，紧则不欲食。邪正相搏，即为寒疝。寒疝绕脐，若发则白津出，手足厥冷，其脉沉紧者，大乌头煎主之。"

主治：肝脾大寒凝滞、卫邪两相搏结。疝之含义不同于今日，《素问·长刺节论》载："病在少腹，腹痛不得大小便，病名曰疝，得之寒。"此处疝应指腹痛痛处固着，伴二便不利。寒疝腹痛因寒邪盛而聚积肝脾，木气克土所致脐周疼痛。"中气颓败，木邪内侵，则不上不下，非左非右，而痛在当脐，更为剧也"（《四圣心源》）。"邪正相搏"指卫阳虽与大寒相搏相争，却不能胜出，故脉弦；卫阳与寒邪搏结，无暇卫表故恶寒，无力温煦故肢厥；白津或为冷汗、或为清稀涎水、或为清溲尚有争议，但不论为何物，均为卫阳无权温化水饮的表现。功效：通卫阳、破寒结、止疝痛。大乌头五枚，破阴寒之凝聚，通卫阳以逐寒邪；蜂蜜缓和乌头烈性，并补中和中。本证寒邪甚重，邪正相搏颇为急切，故以本方峻猛速攻以救急迫，非久服之方。

◆ 乌头桂枝汤（《伤寒杂病论》）

"寒疝腹中痛，逆冷，手足不仁，若身疼痛，灸刺诸药不能治，抵当乌头桂枝汤主之。"

主治：中气颓败，寒积疝痛。腹中寒积、土虚木乘，故为疝痛；中气衰败则营卫无源，卫衰不能温煦故四逆；营枯卫竭无以调和，故身痛；正气衰落，故诸般救治不应于效。功效：除寒止痛、调和营卫。乌头破阴寒，止疝痛；桂枝汤调和营卫，桂枝助乌头温卫通阳散寒，姜、枣、草调和脾胃、化生营卫。邪甚正微，病重至此，无奈之法，故称"抵当"。

四神丸（《内科摘要》）

"治脾肾虚弱，大便不实，饮食不思。"
主治病证：土寒不运，风木克伐。

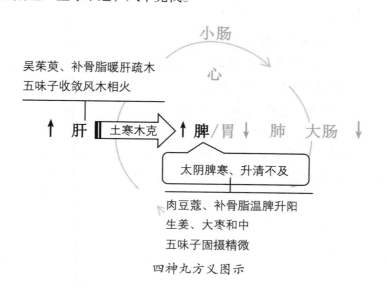

吴茱萸、补骨脂暖肝疏木
五味子收敛风木相火

肝 ←土寒木克→ 脾 / 胃↓ 肺 大肠↓

太阴脾寒、升清不及

肉豆蔻、补骨脂温脾升阳
生姜、大枣和中
五味子固摄精微

四神丸方义图示

病证分析：土寒不运，升清不及而便溏软或久泻；每至五更，少阳风木萌动，若土虚被扰而见五更泄泻；土寒运化呆滞，故不思食。

方义解析：暖土升清，疏达肝脾。补骨脂温木暖土，升达肝脾，左升调达而木不克土；肉豆蔻温中健脾止泻，合补骨脂称"二神丸"，暖土疏木止泻；五味子酸敛固肠止泻；吴茱萸温肝散寒，调其疏泄，缓其克伐，合五味子称"五味子散"，暖木收敛止泻；生姜、大枣调脾胃，和中土。合方土暖、寒消、木达、风息、脾实。

大黄附子汤（《伤寒杂病论》）（附：温脾汤）

"胁下偏痛，发热，其脉紧弦，此寒也，以温药下之，宜大黄附子汤。"

主治病证：寒积中土，风木相乘。

病证分析：原文"此寒也"指肝脾虚寒。偏痛即单侧痛，乃寒积之处，木欲疏而不能，故为胁下偏痛；木失疏泄，阳郁不出，故发热；木气乘土故可见腹痛；或可有大便坚。

方义解析：暖土疏木、导下寒积。附子暖太阴脾土、细辛温厥阴肝木，令土暖木缓而木不乘土；大黄配附子、细辛，去性存用，导下寒积。左有肝脾之寒而不疏，右有寒积（寒食或寒饮之类）之阻隔，治以升左而降右，复其周旋。

附方：

◆ **温脾汤**（《备急千金要方》）

"治腹痛，脐下绞结，绕脐不止。"

主治：太阴脾寒，寒邪凝滞之腹痛。功效：下寒止痛、暖土扶正。干姜、附子合炙甘草温太阴脾土；大黄、芒硝配干姜、附子去性存用，导下寒积；当归、人参、炙甘草补脾营（阴），合干姜益脾阳，防止导下伤正，甘草并调和寒热药性。

上二方均为攻下寒积所常用。大黄附子汤证在肝脾两寒，症见胁下偏痛，以细辛温木疏木；温脾汤证在脾有寒积，痛在脐周、小腹，以干姜、甘草暖土，并以参、归扶正。

黄土汤（《伤寒杂病论》）（附：桃花汤）

"下血，先便后血，此远血也，黄土汤主之。"

主治病证： 脾寒木郁之下血。

病证分析： 脾阳虚失于运化而生寒湿，寒湿困阻，木失疏泄，木郁蕴热，迫血而致下血。黄元御谓木愈郁而愈欲泄。"下血之证，固缘风木之陷泄，而木陷之根，全因脾胃之湿寒"（《长沙药解》）；"木郁风动，疏泄不敛，是以血脱"（《四圣心源》）。又因寒湿之所生，必然精微有所耗，木气因之失养而更使其疏泄不及。"肝脾阳败，（其下血色）紫黑瘀腐"（《四圣心源》）。便血鲜红为热迫，色紫黑为热灼而焦，因木郁血热而致，然而其木郁缘于土湿。

方义解析： 温脾燥湿、柔肝宁络。灶心土温脾燥湿，脾健而能摄血；炮附子、白术合灶心土以温脾阳、燥土湿，脾燥阳升则能协木气左升；阿胶养血柔肝和络而止血；地黄合阿胶以滋水荣木；木气失荣，相火乃生，相火胁迫，血络乃伤，故加黄芩入木清相火，配伍地黄更能凉血，以防更伤血络；炙甘草和中调药。土暖木疏，脾肝升达复常，血络疏泄复常，则下血自止。本证为轴枢左升不及，累及木气下陷而郁生相火，黄元御以此方更加桂枝，以疏木升陷。

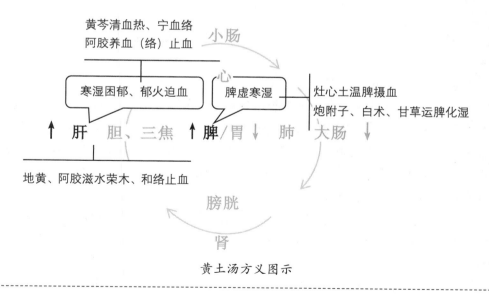

黄土汤方义图示

附方：

◆ 桃花汤（《伤寒杂病论》）

"少阴病，下利便脓血者，桃花汤主之。"

"少阴病，二三日至四五日，腹痛，小便不利，下利不止，便脓血者，桃花汤主之。"

主治：土湿木郁、下痢脓血。本方虽出《伤寒》少阴病，然查证寻药却并非针对少阴，当为少阴病程中可能出现的症状，因火不暖土而致。综合来看，本方还宜归入太阴脾病方篇。脾土虚寒，清阳不升，而为下利；寒湿困郁，木郁迫土，故为腹痛；脾寒精微失于运化，渗入肠中，凝而为便脓；下利连日不止，精微损耗，木气失柔，木枯而风木相火强欲疏泄，则血溢络外而为便血。功效：暖土收湿，固涩止血。赤石脂半煎半冲，固涩血络以止下血，涩脾收湿因而又能止寒湿下利；干姜温脾阳以止血；取粳米煮熟成粥以承载药末，缓和药性，并补中气。本方纯为虚寒所设，非湿热下利脓血所宜。

四君子汤（《太平惠民和剂局方》）（附：六君子汤、香砂六君子汤）

"荣卫气虚，脏腑怯懦。心腹胀满，全不思食，肠鸣泄泻，呕哕吐逆，大宜服之。"

主治病证： 脾虚营弱湿停。

病证分析： 脾阳主升清，即升提水谷精微（由胃至肺）的能力；脾阴（营）为所升提之精微。运化不及则精微停聚而化为痰湿水饮，原文所云诸症，皆因运化不及，水饮内生所致。水谷精微一旦化为水湿则失去濡养之能，故脾阴亦亏。中气不足，营卫化生源泉不足，则诸脏腑皆虚弱。本证脾阳左升不及，脾阴受损；又夹痰饮，阻碍右降之气。

方义解析： 渗水湿、益脾营。白术、茯苓苦温淡渗，燥湿化饮，恢复右降之机为主，湿去则脾气运化升清；人参、炙甘草益脾营以培土源；四味合用以润燥互济，左右并调。

四君子汤与理中汤均主脾虚，四君子少干姜而多茯苓。二者虽均为治疗脾虚（脾阴、脾阳皆不足）且兼有痰饮内停之方。但理中以干姜直温脾阳又化寒饮，较之四君仅能以苓术燥湿间接运脾，温阳之力强弱立判。故四君补脾阴、脾阳并举，而理中以温脾阳化饮建功。

四君子汤运脾益营，总体阴阳平衡。钱乙以本方加陈皮增强燥湿运中，并防止参草甘营之壅，治疗"吐泻，不思乳食……小儿虚冷病"。以及后世（香砂）六君子汤，皆可视从本方加味而出，其燥湿行气之力渐增，供临证斟酌。

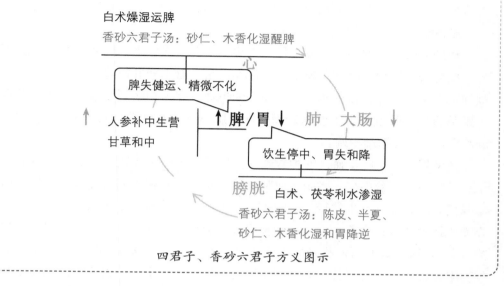

四君子、香砂六君子方义图示

附方：

◆ 六君子汤（《医学正传》）

"治痰挟气虚发呃。"

主治：脾虚湿盛，土湿传金。脾虚湿停，碍胃而见呃呕哕逆等症；土为金母，土湿传金，肺受痰湿，可见咳痰喘嗽。功效：益脾（营）燥湿。方药为四君子汤加陈皮、半夏，实含二陈汤之意，非但燥脾，又能利金肃肺。和胃肃金，右降之力更强于前方。

◆ 香砂六君子汤（《古今名医方论》）

"治气虚肿满，痰饮结聚，脾胃不和，变生诸症者。"

主治：脾虚湿盛气滞。中气虚弱，水湿内生，气机阻滞，升降不利。六君子汤益脾燥湿；木香调中气、除胀满；砂仁辛温醒脾、温水化湿，复转中轴。香、砂、夏、陈合用而恢复中土升降之职，清浊得位。本方虽无干姜，但以砂仁等醒脾升清，为四君子汤系列方中最为接近理中汤之温土燥湿者。

归脾汤（《正体类要》）（附：八珍汤、薯蓣丸）

"跌扑等症，气血损伤；或思虑伤脾，血虚火动，寤而不寐；或心脾作痛，怠惰嗜卧，怔忡惊悸，自汗盗汗，大便不调；或血上下妄行。"

主治病证：营血亏虚，神魂不安。

病证分析：脾虚则营卫失其化生之源，营卫随之亏虚，机体失养则倦怠嗜卧；血为营气所化，脾虚营弱日久，血亦不足，血不养肝而魂不宁、血不养心则神不安，故不寐；血虚相火扰动而怔忡惊悸；虚火灼络则血溢；土虚母不养子则肺金弱，营卫亏虚不能固表而自汗；脾不升清故便溏，若合并木气失养，疏泄失常则大便溏结不调。

方义解析：益脾生血，安神敛魂。四君子汤（茯神代茯苓）加黄芪健运脾土、升清益营；酸枣仁、当归、龙眼肉养血濡肝，敛相火而安魂神；茯神、远志除痰利窍以安神；木香行气除湿，以防大队补益药味过于滋腻，合术、茯共奏燥湿运脾之效；生姜、大枣调和脾胃以助运化。原文载本方可治疗"血上下妄行"，乃通过其补营血、降虚火而止血，不同于黄土汤、柏叶汤温阳止血之类。本方继四君子汤发挥，以补阴（脾营与肝血）为主，后附八珍汤亦同（其补肝血之力更是与益脾营之力并驾）。

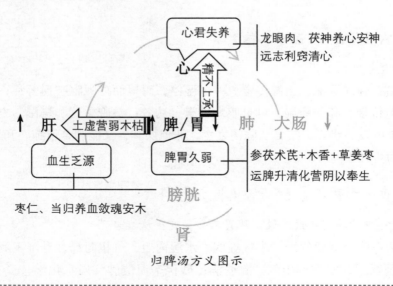

归脾汤方义图示

附方：

◆ 八珍汤（《瑞竹堂经验方》）

"脐腹疼痛，全不思食，脏腑怯弱，泄泻，小腹坚痛，时作寒热。"

主治：脾营虚，肝血虚。脾虚故见体弱与运化呆滞之象；中虚营弱，日久生血无源，肝木失养，木急而小腹痛、脐腹痛；时作寒热，或因木郁时时强疏所致，或因脾虚营卫亏虚，疏于固表所致，尚待商榷。功效：健脾益（营）气，养血柔肝。四君子汤益脾营、健脾运；四物汤和血疏木；生姜、大枣和脾胃资化源。

◆ 薯蓣丸（《伤寒杂病论》）

"虚劳诸不足，风气百疾，薯蓣丸主之。"

主治：土运虚弱，气血不足，金失宣肃。久病或体虚之人，脾胃运化虚弱，气血生化乏源，可见面色痿黄或虚浮、倦怠、便溏等脾虚见症；土不生金而肺气虚弱，因而易于外感；或因金失所养而见咳喘；土运不及，反酿水湿，土湿犯金而阻碍肺气宣肃，亦见咳喘，尤其活动后加重。此外，精微不运，无以上承养心，可见失眠、健忘、心悸等；营血亏虚日久，木失所养，疏泄失常，或可见克土而腹痛、便溏或便秘；以及肾精失充，并非不可见。总之，久病虚弱，脏腑间传遍，主症纷繁，故曰"百疾"。但仍以土病传金为关键，为中轴旋转不利而累及肺金右路清肃。功效：补脾运中，益金理肺。薯蓣（山药）、大枣、人参、甘草补脾益气，先补其虚乏之源；白术、茯苓合人参、甘草为四君子汤，渗湿运脾；干姜温中健脾，合参、术、草为理中丸，再合茯苓，以温中化饮，饮去而不碍肺金宣肃；久虚之人，毕竟运化不及，补而不能呆滞，故予豆黄卷、神曲醒脾以助其运化；柴胡疏木运脾，助其升清之健；营阴亏虚，久之化赤生血必不足，故予当归、川芎、赤芍、地黄养血和血，血和则木柔而心安；麦冬、阿胶，金燥木枯皆可润之；营阴虚弱，不能敷布，在表之营卫必然不和，故以桂枝合芍药以和营卫，合生营扶肺之味以助肺气御表之能；防风疏风御表；桔梗、杏仁宣利肺气、止咳平喘，清肃痰饮之欲从土扰金者；白蔹清热散结，以防运化不及而生蕴热。病之所起，源自中焦，故守后天之本以平复百疾。诸味为蜜丸，以缓中补虚平乱。

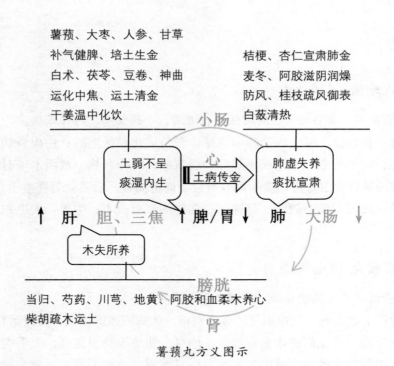

薯蓣、大枣、人参、甘草
补气健脾、培土生金　　　　　　　　桔梗、杏仁宣肃肺金
白术、茯苓、豆卷、神曲　　　　　　麦冬、阿胶滋阴润燥
运化中焦、运土清金　　　　　　　　防风、桂枝疏风御表
干姜温中化饮　　　　　　　　　　　白蔹清热

当归、芍药、川芎、地黄、阿胶和血柔木养心
柴胡疏木运土

薯蓣丸方义图示

补中益气汤 (《内外伤辨惑论》)（附：当归补血汤、圣愈汤）

"气高而喘，身热而烦，其脉洪大而头痛，或渴不止，其皮肤不任风寒而生寒热。"

主治病证：脾不升清、阴火内生。

病证分析：脾虚精微不承，心肺阴虚而生阴火。久病体虚、饮食不节、寒温不适等导致脾虚不能为胃行其津液，精微不能上承于肺（土不生金）而心肺营阴亏虚，阴不治阳则心火相对有余，此虚火便是"阴火"。东垣谓"心火者，阴火也""盖胃气不升，元气（指精微）不生，无以滋养心肺"（《内外伤辨惑论·辨阴证阳证》）。正如《素问·调经论》所载："帝曰：阴虚生内热奈何？岐伯曰：有所劳倦，形气衰少，谷气不盛，上焦不行，下脘不通。胃气热，热气熏胸中，故内热。"精微不能上承心肺，"脾胃之气下流，使谷气不得升浮"（《内外伤辨惑论》），或作便溏而出，或聚为痰饮；心肺阴虚火旺，故见喘、烦、渴等症；精微下陷，无以上输归肺，营卫不能充盈于肺，故卫气不能正常护表而不任风寒。"心肺者，天之气。故《难经》解云：心肺之气已绝于外，以其心主荣，肺主卫。荣者血也，脉者血之府，神之所居也；卫者，元气七神之别名，卫护周身，在于皮毛之间也。肺绝则皮毛先绝，神无所依，故内伤饮食，则亦恶风寒，是荣卫失守，皮肤间无阳以滋养，不能任风寒也。"(《内外伤辨惑论·辨阴证阳证》)

方义解析：健脾升清、培土生金。黄芪健脾升清，升提精微以注肺荣心（诸家均谓黄芪味甘，笔者认为其味甘、辛，试尝其豆腥味便是辛味，《素问·金匮真言论》载："西方白色，入通于肺……其味辛……其臭腥。"辛能散能行，故不同于参、草、枣等甘壅，黄芪性能升提，走表固戍，通利、透脓，能补而不滞）；党参、炙甘草辅助黄芪益脾生营，借助脾阳升提入肺并随脉灌心，心肺得营气滋润则能与心火平衡乃不生阴火；脾虚而不化饮，饮停湿聚，故以白术燥土以陈皮肃金，合以燥湿行气，运脾而清金；"大抵脾胃虚弱，阳气不能生长，是春夏之令不行"(《脾胃论·脾胃盛衰论》)，故以升麻、柴胡二味左升肝脾，引清阳之气（营气）上输于肺，并能清营虚而生之内热（升麻之升清有待商榷）；柴、陈、麻等清肃少阳，维护其疏泄，令本方补而不壅；营伤日久，血必不足，当归补营血而润肺，合参、芪令金润而火消；炙甘草调和诸药。合方令脾运健而精微升，心肺润而虚火清，营卫布散肌表而不生寒热。

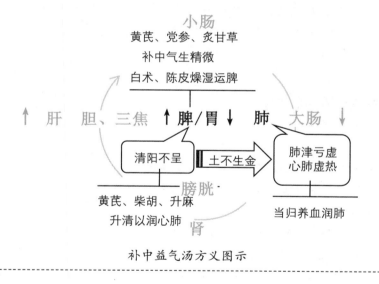

补中益气汤方义图示

附方：

◆ 当归补血汤（《内外伤辨惑论》）

"治肌热，燥热，口渴引饮，目赤面红，昼夜不息，其脉洪大而虚，重按全无。《内经》曰脉虚血虚，又云血虚发热证象白虎，唯脉不长实有辨耳，误服白虎汤必死。此病得之于饥困劳役。"

主治：营（血）虚发热。营为生血之材，血伤营必耗。饥饱劳逸失度、久病体虚等消耗营血，营血不养，心肝阴虚。"阴在内，阳之守也；阳在外，阴之使也"（《素问·阴阳应象大论》）。心阴虚，不治火，故见身热、渴饮、面红等类似阳明热症，实为营血亏虚之虚热，亦属"阴火"之类；肝血不荣，相火内生，故目赤。功效：益营补血。黄芪重用，培土生金，益脾生营，营足而生血有原；当归缓生肝血。血之化生需心火点滴温煦，尚赖以时日，营之所生较为迅速，可做应急。合二味补足营血而虚火阴火自降。本方尚治体虚久疮不愈，方含《疡医大全》四妙汤之意（请详见金行方中），可供参考。

◆ **圣愈汤**（《医宗金鉴》）

"治一切失血过多，阴亏气弱，烦热作渴，睡卧不宁等证。"

主治：营血亏虚，虚热内扰。血亏阴不制阳，虚热内生，扰乱心神，故烦热、睡卧不宁；血亏失于濡养故燥渴。功效：益营和血、润燥制火。归、芎、芍、地（四物汤）本为伤科所宜，失血不论为何所致，取其和血络而益营阴，益阴制阳；人参、黄芪健脾益营（气），"阴虚无骤补之法……必先补气"（《删补名医方论》），以充化血之源。此方大义与当归补血汤类似，前方药少而力专，本方药力更为醇和。

> # 小建中汤（《伤寒杂病论》）（附：桂枝加芍药汤、黄芪建中汤、当归建中汤）
>
> "伤寒二三日，心中悸而烦者，小建中汤主之。"
> "虚劳里急，悸，衄，腹中痛，梦失精，四肢酸疼，手足烦热，咽干口燥，小建中汤主之。"
> **主治病证**：脾营亏虚、相火乘袭。
> **病证分析**：脾虚则营阴化源竭乏，营阴弱，无以配阳，故见手足烦热，失其濡润则咽干口燥；土弱则木乘虚而袭，故腹痛、肢体酸痛甚至痉挛；相火袭位，君火不安则心悸；相火刑金故鼻衄；相火扰动，风木疏泄失职，故梦失精。"根本失养，枝干不荣，故变和缓而为急切，作盗贼以犯中原也"（《长沙药解》），证属轴枢柔弱而相火妄自左旋扰动。
> **方义解析**：培中、柔木、缓急。方从桂枝加芍药汤加饴糖而来。重用饴糖配合炙甘草、大枣、生姜，先补脾胃营阴不足，以治营阴乏绝之病机根源；倍

用芍药配炙甘草酸甘化阴，敛营荣木以柔肝缓急（一说为芍药泄肝，或益或泄，以平木为期）；桂枝伍炙甘草辛甘化阳，补少阴君火，君火足则相火自能归位而不妄动（一说为桂枝疏风御木）；生姜、炙甘草醒胃阳；大枣、炙甘草补益脾胃营阴。合方先滋脾阴、培中气，又泄相火、补君火，缓木气之急迫，调和肝脾之间。

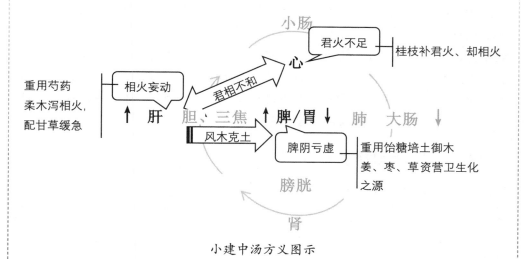

小建中汤方义图示

大小建中汤二方阴阳呼应。小建中汤主脾阴不足而木气相乘所致腹痛下利，大建中汤主治脾阳虚而木气来克之腹痛。阴虚有燥热之变，阳虚有化寒之势，而寒主痛，故大建中汤证疼痛明显较重。

后附桂枝加芍药汤为本方之前体，以平肝木、泄相火为主。附黄芪建中汤、当归建中汤，各因其需加方而成。

附方：

◆ 桂枝加芍药汤（《伤寒杂病论》）

"本太阳病，医反下之，因而腹满时痛者，属太阴也，桂枝加芍药汤主之。"

主治：土虚木乘。误下以致土虚，精微流失，营阴损耗，木失濡养，木气因之乘土。正气少一分，邪气便盛一分：正风不能疏导土气，故腹满（木不疏土）；邪风妄自攻冲，反致腹痛、泄泻。功效：疏木、清风、和土。方由桂枝汤加芍药三两而成。桂枝汤疏木清风、暖土制木；重用芍药配炙甘草，以加重清相火、缓肝急之效。本证土虚以土壅腹满为重，尚无明显脾阴受损之虚烦燥扰见症，故不需饴糖补之。若误下后伤及胃土承降，令其壅满疼痛而致"大实痛"

者，则以桂枝加大黄汤，为太阴阳明升降反常兼风木相乘。

◆ 黄芪建中汤（《伤寒杂病论》）

"虚劳里急，诸不足，黄芪建中汤主之。"

主治：土不生清、木气来犯。土虚木乘故见腹痛（里急），并可见虚倦少气；所谓诸不足，因后天之本不能充养所致：土不生金而动则喘促自汗，营不奉心而烦躁不寐，久之肾水渐伤。功效：培中缓急，益（营）气补虚。方自小建中汤加黄芪而成。小建中汤培土疏木缓急；精微已然充盈，又需得黄芪升提精微以达肺金，金气足则宣降适宜，精微敷布肌表，固密而不妄喘汗，精微随肺气敷布濡养周身而诸虚得补。合方借小建中斡旋肝脾，令土强木疏而腹痛自止，假黄芪走华盖，布散精微以强健诸脏。

◆ （内补）当归建中汤（《千金翼方》）

"治产后虚羸不足，腹中（刺）痛不止，吸吸少气，或苦小腹拘急，痛引腰背，不能饮食。产后一月，日得服四五剂为善，令人力壮方。"

主治：产妇或素虚之人，营血亏虚，木枯犯土。功效：荣木疏风培土。小建中汤培土荣木缓急；血亏者风木更易妄动而腹中急痛，故加当归，其温润之性更宜肝木温温流通，补血柔肝缓急。血络调和则刺痛止、木气展而拘急缓。

金行方义

庚金阳明，内应阳明胃气之承降，肃降于右端。主传导承降。病则承降失度，或不及，或过之。阳明大肠病证列方提要：

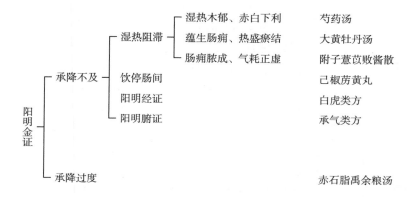

		湿热木郁、赤白下利	芍药汤
阳明金证	承降不及	蕴生肠痈、热盛瘀结	大黄牡丹汤
		肠痈脓成、气耗正虚	附子薏苡败酱散
	饮停肠间		己椒苈黄丸
	阳明经证		白虎类方
	阳明腑证		承气类方
	承降过度		赤石脂禹余粮汤

辛金太阴，为气之收敛，阴气得敛而盈，阳气得收而潜，主肃降、宣泄，主治节，主表。病则气闭不宣降、不能主表。太阴肺病证列方提要：

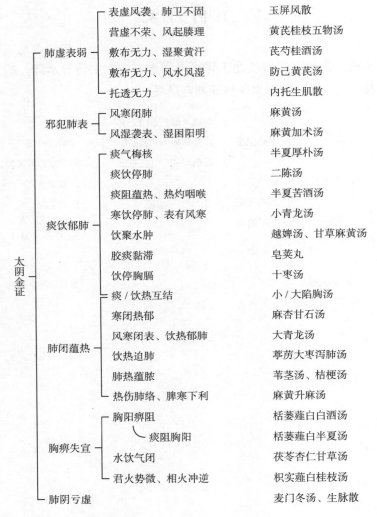

	肺虚表弱	表虚风袭、肺卫不固	玉屏风散
		营虚不荣、风起腠理	黄芪桂枝五物汤
		敷布无力、湿聚黄汗	芪芍桂酒汤
		敷布无力、风水风湿	防己黄芪汤
		托透无力	内托生肌散
	邪犯肺表	风寒闭肺	麻黄汤
		风湿袭表、湿困阳明	麻黄加术汤
太阴金证	痰饮郁肺	痰气梅核	半夏厚朴汤
		痰饮停肺	二陈汤
		痰阻蕴热、热灼咽喉	半夏苦酒汤
		寒饮停肺、表有风寒	小青龙汤
		饮聚水肿	越婢汤、甘草麻黄汤
		胶痰黏滞	皂荚丸
		饮停胸膈	十枣汤
		痰 / 饮热互结	小 / 大陷胸汤
	肺闭蕴热	寒闭热郁	麻杏甘石汤
		风寒闭表、饮热郁肺	大青龙汤
		饮热迫肺	葶苈大枣泻肺汤
		肺热蕴脓	苇茎汤、桔梗汤
		热伤肺络、脾寒下利	麻黄升麻汤
	胸痹失宣	胸阳痹阻	栝蒌薤白白酒汤
		痰阻胸阳	栝蒌薤白半夏汤
		水饮气闭	茯苓杏仁甘草汤
		君火势微、相火冲逆	枳实薤白桂枝汤
	肺阴亏虚		麦门冬汤、生脉散

金行方证详义，兹录于下。

大黄牡丹皮汤 《伤寒杂病论》（附：附子薏苡败酱散）

"肠痈者，少腹肿痞，按之即痛如淋，小便自调，时时发热，自汗出，复恶寒。其脉迟紧者，脓未成，可下之，当有血。脉洪数者，脓已成，不可下也。大黄牡丹汤主之。"

主治病证：热壅肠间、瘀结蕴脓。

病证分析：阳明多气多血，热入阳明大肠，湿热与肠间血肉搏结，瘀热内结，蕴生痈脓（火克金）。痈疡热毒壅盛，引卫气赴内而与之相搏，疏于卫表，故见恶寒、发热、汗出，并非表证，切莫误汗；小便自调，知非淋证；气血蕴热，痈脓蕴生肠中，气不得升降，故少腹肿痞。病在瘀热阻碍阳气之右旋。

方义解析：泄热散瘀、利湿排脓。大黄泄阳明积热、散血中蕴热；芒硝泻热散结消痞；牡丹皮、桃仁随硝黄入阳明大肠而能泻血中瘀热；冬瓜仁性寒滑利，能利湿热、排痈脓。本方泄热逐瘀力强，排脓之力较弱，适于热甚而脓尚未成者。

附方：

◆ 附子薏苡败酱散（《伤寒杂病论》）

"肠痈之为病，其身甲错，腹皮急，按之濡，如肿状，腹无积聚，身无热，脉数，此为肠内有痈脓，附子薏苡败酱散主之。"

主治：肠痈之脓已成。肠痈热势已过，痈脓已成，正气已伤。血肉被灼，血枯失荣，故肌肤甲错；肉腐酿脓，局部肿、身无热。大黄牡丹皮汤条文言："脓已成，不可下也。"因脓已酿成，正气已伤，不可攻下，更伤正气，正是本方适应证。功效：透脓消痈、清热利湿。薏苡仁利湿排脓；败酱草清热排脓、散瘀中热；炮附子扶助卫阳行于痈脓之处、肌肉之表，托透痈脓外出。本方以排脓为首务，清热力弱，肠痈初期热势盛者不宜。

己椒苈黄丸（《伤寒杂病论》）

"腹满，口舌干燥，此肠间有水气，己椒苈黄丸主之。"

主治病证：肠间留饮。

病证分析：水停肠间故腹满，甚至可闻及肠间水声沥沥；津液停留化饮，不能升清上达口中，故口舌干燥。

方义解析：利水除饮。葶苈子"破坚逐邪，通利水道"（《神农本草经》），肺与大肠表里并治，泄气行水；椒目下气行水消胀；防己入三焦，利水饮，开通上下；大黄取其导泻之功，配合前药逐肠间留饮随大便而出。诸味为丸，服后"口中有津液"为水饮运化，金行宣肃，精微气化上承下达之效。

赤石脂禹余粮汤（《伤寒杂病论》）

"伤寒服汤药，下利不止，心下痞鞭。服泻心汤已，复以他药下之，利不止，医以理中与之，利益甚。理中者，理中焦，此利在下焦，赤石脂禹余粮汤主之。复不止者，当利其小便。"

主治病证：大肠失固摄的泻利。

病证分析：服用汤药（推测为泻下剂）误治，先造成了心下痞，此时予理中或泻心汤尚可。但再次被误下，则病已至下焦，病在大肠不能收摄，而非脾阳升清之不及，故理中不复建功。

方义解析：涩肠止利。机要在大肠右降过度，故当固摄收敛右降之过度。赤石脂、禹余粮涩肠止利。本方为治疗大肠金行肃降失度之方。

玉屏风散（《医方类聚》）（附：牡蛎散）

"腠理不密，易于感冒。"

主治病证：肺虚表不固。

病证分析："上焦开发，宣五谷味，熏肤、充身、泽毛"（《灵枢·决气》）。肺朝百脉，而营行脉中、卫行脉外，营卫随肺气宣发布散至肌表，卫气乃能护卫。若（虚人）脾虚升清不及，土不生金，肺金失养，肺虚无力输布营卫至肌表，腠理必然疏松。卫表不密则见表虚易感或常自汗出；因肌表卫阳不足，自汗多为冷汗或兼恶风。

方义解析：益肺固表。"肺脉……其奥（软）而散者，当病灌汗，至今不复散发也。"（《素问·脉要精微论》）故虽见喜自汗出，并非表邪，故不可更用汗法。黄芪培土生金，补益肺金之营气，营阴充盛，肺脉有力，则能输布周身，卫气随之可及周身腠理而固表；白术益脾培土，配黄芪而戍表御风；轻取防风以引药走表。

本方与桂枝汤证均可见自汗、恶风。玉屏风散治证在太阴肺，功在培土生金、益营固表，因肺金虚弱，不能输布营卫达表所致，汗出前并无发热，尚可见因脾虚精微不升清所致便溏、虚利、倦怠等。桂枝汤治证在太阳经，功在调和营卫、益卫敛营，因太阳经卫气病而不能敛营固表所致，并无肺脾见症，汗出前可见恶寒发热或自觉发热。

补中益气汤可见寒热如表证或表虚易感，其病机与本方类似，故皆以黄芪为君，并伍白术以强肺表之气而固表。唯补中益气为汤剂，直灌病所，健脾力强，培土升清以润金，固本更善（因此归入土行方）；玉屏风做散剂而能宣散上行，意在筑实肌腠，固本力弱，佐以防风，其功微兼疏散（因此归入金行方）。

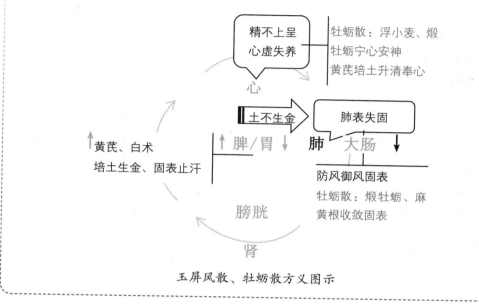

玉屏风散、牡蛎散方义图示

附方：

◆ 牡蛎散（《太平惠民和剂局方》）

"治诸虚不足，及新病暴虚，津液不固，体常自汗，夜卧即甚，久而不止，羸瘠枯瘦，心忪惊惕，短气烦倦。"

主治：表虚不固的自汗。久病、体虚，脾胃虚弱，营阴化生不足，土不生金，肺金失养而自汗、盗汗；脾虚故见瘦消倦怠；营不养心，心营亏虚而惊悸不安。此土虚不承，上焦心肺失养之证。功效：培土生金，固表止汗，养心安神。黄芪培土生金，达营卫、固肌表；煅牡蛎、麻黄根固表敛汗；汗为心液，脾虚不承或久汗消耗，更伤心营，故以小麦益心营、安心神。

本方纯为虚证所设，培土升清润肺且能养心，补涩兼施，兼有实证不宜，此不同于玉屏风散。

黄芪桂枝五物汤（《伤寒杂病论》）

"血痹阴阳俱微，寸口关上微，尺中小紧，外证身体不仁，如风痹状，黄芪桂枝五物汤主之。"

主治病证： 营弱卫虚、营卫失和之血痹。

病证分析： 同篇中仲景已做设问："血痹之病，从何得之？师曰：夫尊荣人，骨弱肌肤盛，重因疲劳汗出，卧不时动摇，加被微风，遂得之。但以脉自微涩，在寸口、关上小紧。""身体不仁"状如"风痹"，即肌肤感觉麻木，好似风邪外袭，实为皮肤中血络痹阻，故称血痹。《素问·痹论》载："皮痹不已，复感于邪，内舍于肺。"病当责肺。乃肺不能布散营卫以荣养皮肤血络而致（仲景认为"加被微风"亦为所因），可以理解为皮肤局部的血虚生风。"如"字体现出未必真正为风邪外患，外证似风，内因为主（其实正虚者邪必凑，营卫不荣于表则难免邪风外扰）。肺朝百脉、心主血脉，心肺居上焦以"宣五谷味"。营不足者，（心）肺无以敷布营卫以达肌表，肌表失养，故麻木不仁；营气不充，故脉微涩；卫气不能随营阴宣散，故其脉关上微；加被小风外袭，正邪相搏，故小紧。营卫皆不至，故曰"阴阳俱微"。

方义解析： 益肺（营）气，和营卫。黄芪培土生金，肺（营）气充足，营卫宣通，皮肤滋荣而固密，平内风而御外风；肺朝百脉、心主血脉，桂枝令卫气充盈脉中，鼓舞脉络通行周身；芍药益营气，和血络，除血痹；生姜、大枣

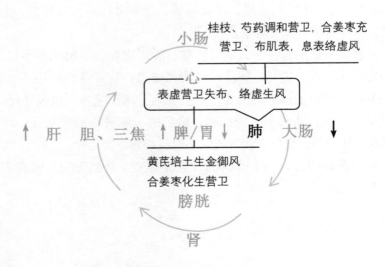

黄芪桂枝五物汤方义图示

调和脾胃，资营阴化生，配桂芍以调和营卫而通血痹；生姜重用六两，偏走肌表而祛风邪。本方相当于桂枝汤去甘草加黄芪，因欲使之通，不欲其缓，故去甘草。合方使营卫充盈，两相调和而邪风自灭。

芪芍桂酒汤（《伤寒杂病论》）（附：桂枝加黄芪汤、麻黄连轺赤小豆汤）

"问曰：黄汗之为病，身体肿，发热汗出而渴，状如风水，汗沾衣，色正黄如檗汁，脉自沉，从何得之？师曰：以汗出入水中，水从汗孔入得之，宜芪芍桂酒汤主之。"

主治病证：营卫失和、湿聚肌腠的黄汗。

病证分析：营为汗之源，卫气调节玄府，使营阴适度外泄而为汗。正当汗液将欲从肌腠外出而未达出表，此时入水受冷，玄府闭塞，营阴瘀（非血瘀之瘀）滞在玄府汗孔之内而化为湿，营阴化湿则本色外现而变为黄液，再次汗出时，黄液随汗外出，故见黄汗；湿滞腠理，肺失宣肃，水液布散受阻，故周身肿；湿阻肌表，阻碍营卫运行而蕴热，故发热而汗出；营阴被阻，宣发上承不畅，故渴。此为营（汗液）卫（玄府）不和调于皮肤之证。

方义解析：调和营卫，行水利湿。黄芪入肺表，强肺气，行水气，利湿邪（黄芪味甘带辛，能补而不滞：肺气不固者可固之，肺虚而不能行水者可行之）；桂枝、芍药调和营卫，卫气宣通，玄府开启，以除留湿，营阴疏泄而不瘀滞，自无变黄之源；苦酒即米醋，入营阴行瘀散热敛湿。

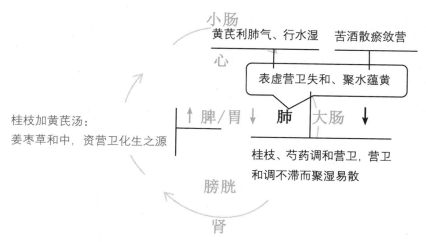

芪芍桂酒汤、桂枝加黄芪汤方义图示

本方及后附两方均属黄病（黄汗或发黄）均与湿郁太阴肺金（右降受阻：阳气失之宣泄、阴气异常汇聚）有关，一并归类对比。

附方：

◆ 桂枝加黄芪汤（《伤寒杂病论》）

"黄汗之病，两胫自冷……若身重，汗出已辄轻者，久久必身瞤，瞤即胸中痛，又从腰以上必汗出，下无汗，腰髋弛痛，如有物在皮肤中状，剧者不能食，身疼重，烦躁，小便不利，此为黄汗，桂枝加黄芪汤主之。"

"诸病黄家，但利其小便；假令脉浮，当以汗解之，宜桂枝加黄芪汤主之。"

主治：营卫失和、湿聚于肺（卫气闭郁，营滞为湿）的黄汗或发黄。脉浮示病在肺表，位置偏上；肺气虚弱，不能布散营阴，营气停聚而为湿：营停生湿，本色外现故病黄；营化为湿，湿性重浊，阻碍经络，故身重痛，汗出湿减，故身重减轻；湿聚碍肺，营卫不布、卫失宣达，故两胫自冷；湿停为水、水病生风，加之营亏木枯、木枯生风，故而身瞤动、皮肤间如有虫行；湿停太阴，金郁不宣，火不右降，故上热，上热蒸湿而腰以上汗出、烦躁；湿性黏滞、阻滞经络，故腰髋弛痛；营郁为湿，不能下输膀胱，故小便少而不利；金气失于右旋下降，扰动轴枢胃气承降，故不能食。以上种种，皆为营卫失和，营聚为湿，停于肺表所致。治当取微汗以调和营卫而解之。功效：调和营卫，固表利湿。黄芪益肺气，行水湿；桂枝宣发卫阳、达表化湿；芍药敛营散郁利水；生姜、大枣、炙甘草和中焦而增益营阴之源以补其损耗，合用桂枝、芍药以调和营卫、达表散湿。方后注服汤后饮热粥并"温覆取微寒"且"不汗更服"，强调取如桂枝汤一般调和营卫，以助湿去肺宣。

◆ 麻黄连轺赤小豆汤（《伤寒杂病论》）

"伤寒瘀热在里，身必黄，麻黄连轺赤小豆汤主之。"

主治：肺失宣泄，营瘀化湿，滞留皮肤而发黄。仲景以营阴停滞便是"瘀"，非同今日所指血瘀。营阴源自中焦运化，由脾升至肺，进而布散肌肤腠理。若太阴肺失宣泄，营阴不能随肺气的宣泄而发散，反郁滞在皮肤，聚湿而成发黄；若能汗而出者，湿随汗出而尚不病黄。功效：泄肺行水，利湿清热。麻黄、杏仁、梓白皮开泄肺气，使肺气疏散而营阴不郁，已成之湿亦能随其宣泄而去；赤小豆通利血脉祛水湿；肺失宣泄，火不右降而蕴热，连轺清泄肺经之郁热；精微变湿，便失荣养之效，故予大枣、生姜、炙甘草益脾胃，资营阴化源。

本方与桂枝加黄芪汤、芪芍桂酒汤之病机均有肺失宣肃、营阴停聚为湿之病机成分，但病位与虚实程度有所差异。桂枝加黄芪汤以黄汗为主，病位在肌表，三方中其虚最多，用方以桂枝汤和营卫、以黄芪强肺气以行肌表之湿；芪芍桂酒汤亦以黄汗为主症，病位亦在肌表，但因突入冷水所致卫闭营滞生湿，湿郁腠理玄府中，故以桂枝通调卫气，以芍药、米醋敛营散瘀，佐以黄芪利肌表之湿；麻黄连轺赤小豆汤以发黄为主症，病在肺系皮肤而偏里，属表闭实证，湿不能从黄汗而出，取麻、杏等宣降肺气，配伍赤小豆以利湿退黄。

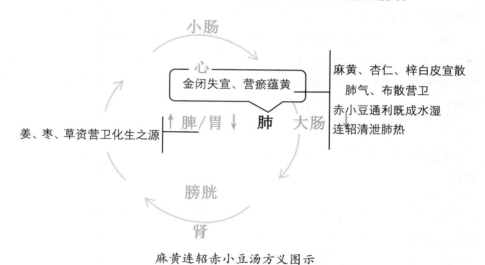

麻黄连轺赤小豆汤方义图示

防己黄芪汤（《伤寒杂病论》）（附：防己茯苓汤）

"风湿，脉浮，身重，汗出，恶风者，防己黄芪汤主之。"
"风水，脉浮，身重，汗出，恶风者，防己黄芪汤主之。"
主治病证：风湿外袭，肺失宣肃，水气内停。
病证分析：肺脏柔弱，又被风湿外袭，失于"通调水道、下输膀胱"，营阴停于肌表，聚为水饮而致水肿、身重；病在肺表故脉浮；肺失宣肃，营卫不达于表，故恶风、自汗出（类似桂枝证，为卫弱营泄之营卫不和）。此金肃不及，加被邪扰，右降敷布营卫受阻之证。
方义解析：固表利水。防己、白术从三焦走皮肤、肌肉之间，以利水除湿去其标；黄芪增强肺气、固本扶正，外可固表御邪，内可利水祛湿消肿；大枣、生姜、炙甘草和中州，以补汗多营阴之损耗，配伍黄芪走肌表以固卫和营。

附方：

◆ **防己茯苓汤**（《伤寒杂病论》）

"皮水为病，四肢肿，水气在皮肤中，四肢聂聂动者，防己茯苓汤主之。"

主治：肺失宣泄，水停皮中。肺失"通调水道、下输膀胱"，营阴聚为水饮，水郁生风，克伐中州肌肉而见时时抽动之象。功效：利肺行水，和木疏风。防己、茯苓入三焦，渗水邪；黄芪归脾肺，走肌表，利水气；桂枝疏木御风，配伍利水之味以使水去风平，木安而抽动止；甘草和中，缓（木）急。

此二方主证皆因肺气失宣泄，致津液停聚皮肤肌表而化水湿或水饮（肺为"水之上源"，上源失疏则河道壅塞，水害漫溢）。防己黄芪汤病机以水气影响肺气主表为主，故除利水之味外，以黄芪配伍姜、枣、草固表和营卫；防己茯苓汤病机以水停生风为主，故以利水之味配伍桂枝以祛风。

内托生肌散（《医学衷中参西录》）（附：托里消毒散、四妙散）

"治疗瘰疬疮疡破后，气血亏损，不能化脓生肌。或其疮数年不愈，外边疮口甚小，里边溃烂甚大，且有串至他处不能敷药者。"

主治病证：肺虚无力外托之疮疡日久不愈。

病证分析：肺主表，久病或体虚之人肺气虚弱，无力外透痈脓。痈脓之患，半在肌肉、半在皮肤，病在阳明与太阴间。肺气足则能由里出表，溃透而解，此为顺；托透无力则内陷入里，甚达筋骨，久久不透，此为逆。

方义解析：托疮生肌，理气和血，清热凉血。生黄芪"主痈疽，久败疮，排脓止痛，大风癞疾"（《神农本草经》），用于此中，兼顾正邪：①归脾胃、肺经，补养肌肉与固密皮肤，气血充足、肺气有力而能托疮痈外出；②"利阴气"（《本草经集注》）通利三焦则湿无停留，气血畅通，蕴热易除；瓜蒌根、金银花清热凉血，消肿排脓消痈，瓜蒌根更能愈绝伤而生肌，近贤王剑宾释其"绝伤为湿热所阻，则气血不和而迁延不愈，燥湿可以利气而散瘀血，气行血调，故能续绝伤也"（《国药诠证》）；乳香、没药疏利三焦、通行气血、消痈疽疖肿、生肌长肉，令气血通畅则血肉不败；甘草清热，调和。

土行方篇有仙方活命饮、四妙勇安汤、五味消毒饮之类治疗痈疡，是偏清消阳明热毒为主，无甚托透之功，适于痈疡实热几无夹虚证；本方及其后附方所治证，兼太阴亏虚，托透无力，虚实夹杂者。

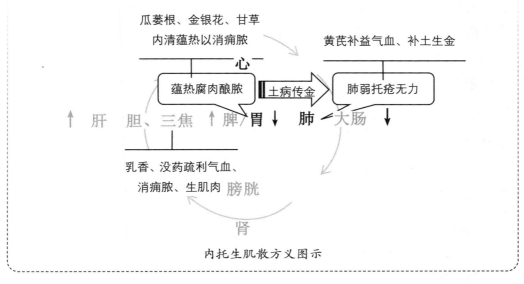

内托生肌散方义图示

附方：

◆ 托里消毒散（《校注妇人良方》）

"治疮疡元气虚弱，或行攻伐，不能溃散。服之，未成即消，已成即溃，腐肉即去，新肉即生。"

主治：体质虚弱，疮疡日久不消。功效：补气和血，清热透脓。人参、黄芪培土生金，扶正托里；白芷透痈排脓；金银花清热凉血，除肌肉间热毒；白术、茯苓配伍白芷利湿，湿去而气血通利，配人参、黄芪健脾扶正，气足而能外托；当归、川芎、芍药和血络，补血肉之损伤、理血络之壅滞；甘草和中调药。

◆ 四妙汤（《疡医大全》）

"澄自幼及今，数十年来，凡治一切痈疽，皆赖此方。遇大证，金银花每加至六两、四两，黄芪加至两许，当归加至二两，甘草节加至三钱。但见疮色不起，脓水清稀，即加肉桂转阴为阳，化毒成脓。如乳痈、乳吹，即加蒲公英一两立消，百发百中，万稳万当。"

"此疡科首用捷法，功效立奏，增减活法，医者临证酌用。"

主治：痈疽。功效：清热托里。金银花清热凉血消痈，据证热盛者可堪重用；生黄芪托里透脓，主久败疮，阴证者可加肉桂，配伍黄芪以温化托透〔阳证渐减而阴证渐增者，可向阳和汤（见水行方中）变化）]；肉腐则血伤络壅，故以当归和血络，畅血运；甘草调和药性；乳痈热在阳明，可加蒲公英以引经。本方消、托、补三法齐备，临证中根据病情加减化裁，甚是便捷。

麻黄汤（《伤寒杂病论》）（附：三拗汤）

"太阳病，头痛发热，身痛腰痛，骨节疼痛，恶风无汗而喘者，麻黄汤主之。"

"太阳病，脉浮紧，无汗，发热，身疼痛，八九日不解，表证仍在，此当发其汗。服药已微除，其人发烦目瞑，剧者必衄，衄乃解。所以然者，阳气重故也。麻黄汤主之。"

"伤寒脉浮紧，不发汗，因致衄者，麻黄汤主之。"

主治病证：风寒闭肺、营卫郁滞。

病证分析：肺将接收自脾胃的营阴宣发布散至皮肤肌表。卫气虽源自心火，仍需随肺中营阴布散至肌表腠理，方能发挥卫外固表之职。肺主表，外寒袭肺，寒性收引，闭郁肌表、闭塞玄府，肺气因之失于宣泄，营阴郁遏，不得敷布，卫气不宣，随之失于卫外；因此右路不得宣降，营卫郁滞而生蕴热。肺失宣肃，故见咳、喘、鼻塞等；肌表闭塞、营阴郁闭故无汗；卫气不能巡表护卫故恶寒；营卫郁滞，内蕴发热；郁热迫肺伤络则可致衄。因太渊寸口之脉出自肺的宣发布散，寒中太阴肺，寒性收引，收束营卫，令两侧三部脉俱紧而浮（紧为外束、浮为热搏）。此证便是《素问·调经论》所指"阳盛生外热奈何？岐伯曰：上焦不通利，则皮肤致密，腠理闭塞，玄府不通，卫气不得泄越，故外热。"《伤寒杂病论》将此方归于"太阳病篇"，观其脉证，虽有卫气闭郁，但源于肺气被外寒所闭郁，营气不能宣通，究其本质应属太阴肺金不能肃降之病。同篇麻黄汤类方、青龙汤类方、越婢增益、麻石类方皆与肺脏营阴（或兼卫气）宣发肃降不畅有关，均为阴阳气右降受阻之证。

方义解析：宣肺解表。麻黄、杏仁开宣肺气以令营卫宣通敷布；桂枝鼓舞宣通卫气，配合麻、杏做汗祛邪外出；炙甘草和中调药。营与血汗同源，肺闭营郁化热，若（不论药否）得自衄令营分热泄者也可愈。此种人体实皮坚，定非反复出血之"衄家"（衄家忌用麻黄发汗，恐复耗营阴），故但用麻黄不在所忌。

仲圣分太阳病为中风与伤寒，别予桂枝汤与麻黄汤，实际是将太阳主表与肺主表一并打包归于太阳经。太阳经得心阳之充盈，卫气丰沛，而能主一身之大表；太阴肺得心脉鼓舞，使营卫布散肌腠，故亦得卫气以主表。二者联系密切，但必须明辨其不同。太阳中风为风邪袭扰太阳经，太阳伤寒为寒束太阴肺。风之与寒，一阳一阴，一散一收。同气相求，风性开散属阳，风邪先扰太阳经（仲景谓太阳中风）；寒性收引属阴，寒邪先闭太阴肺气（仲景谓太阳伤寒）。桂枝汤证为风扰太阳经，麻黄汤证为寒束太阴肺。肺气宣发布散营卫而形成寸口之脉，故不同于太阳中风，寒犯太阴肺，收束营卫，令两侧三部脉俱紧，内热欲出而不能，鼓动脉道，轻取既得而浮（阴阳搏结的矛盾）；同时因玄府闭阖而无汗。太阳中风为太阳经受风邪外扰，风性开泄，故两脉寸浮且前伸，毫无紧束感；并因风阳扰泄玄府而自汗出。桂枝证有发散之机，麻黄证有紧束之势。此外，麻黄证可见鼻塞流涕，甚至咳嗽、喘闷，以及进一步酿生痰饮等肺脏病症（麻黄证因肺气闭阻，蕴热、聚饮等可向麻石、青龙、越婢类证衍化），而桂枝证见症与肺生理功能无明显关联（仅见鼻鸣或然症，为太阳经气不利所致）。正如李时珍所言："是证（太阳伤寒）虽属乎太阳，而肺实受邪气。其证时兼面赤怫郁、咳嗽有痰、喘而胸满诸证者，非肺病乎？盖皮毛外闭，则邪热内攻，而肺气膹郁，故用麻黄、甘草同桂枝，引出营分之邪达之肌表，佐以杏仁泄肺而利气。汗后无大热而喘者加以石膏，朱肱《活人书》夏至后加石膏、知母，皆是泄肺火之药。是则麻黄汤虽太阳发汗重剂，实为发散肺经火郁之药也。"（《本草纲目》）故麻黄汤证不但需以麻黄泄营气之闭，尚须加桂枝强卫。而桂枝汤证为卫气不足，用桂枝补之，并喝稀粥资助营气以辅行卫气，但不需麻黄更泄营气。

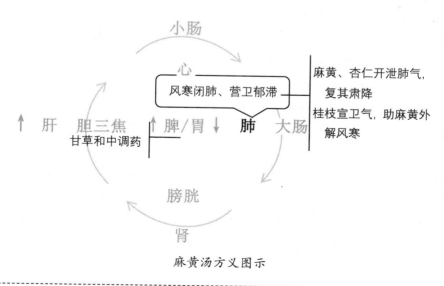

麻黄汤方义图示

附方：

◆ **三拗汤**（《太平惠民和剂局方》）

"治感冒风邪，鼻塞声重，语音不出；或伤风伤冷，头痛目眩，四肢拘倦，咳嗽多痰，胸满气短。"

主治：风寒闭肺、肺窍不利的鼻塞、咳咯、胸闷等证。从主治诸症及方药来看，当为风寒袭肺，肺失宣肃所致；风寒束表，营卫郁滞，肌表失和，故也可兼见头身疼痛等症。功效：泄肺化饮、止咳平喘。麻黄宣肺通窍，不去根节，使不过汗；杏仁色白入肺，既可助麻黄开泄肺气，又因其体润，可兼具润肺之功，以防峻药伤肺体，不去皮尖，令散中有涩；生甘草有热可清；与姜同煎，服后取汗，有助卫气、祛表邪之意。本方宣肺气为主，兼次祛表邪。

三拗汤为宣泄理肺之基础方，（若不考虑历史先后）加桂枝组成麻黄汤而着重走表祛风寒，加石膏组成麻杏甘石汤而清里泄肺热，加薏苡仁而成麻杏薏甘汤，以利湿除痹痛。

麻黄加术汤（《伤寒杂病论》）（附：麻黄杏仁薏苡甘草汤）

"湿家身烦疼，可与麻黄加术汤发其汗为宜，慎不可以火攻之。"

主治病证：风寒袭表、湿困阳明。

病证分析："湿家"指体质素有水湿。其风寒所袭在太阴肺表，湿邪黏滞，散漫于阳明经络之间，寒湿抟结，困阻经络，黏滞难分，因而不能一味发汗解表，必虑其湿气。寒湿困阻，经络郁滞，故身疼；湿滞蕴热故令烦。因卫气不能主表，当见恶寒发热；肺气闭束也可致喘促。

方义解析：祛湿邪，解肌表。重用四两白术芳香温燥，入阳明，祛肌肉经络间湿邪；方含麻黄汤（麻黄、桂枝、杏仁、炙甘草），其麻桂皆稍减至二两，外助解表，内走太阴而宣肺气、开水之上源，合白术以祛在阳明肌表之湿。本方为仲景举例说明表证夹湿之治则，主症描述相对简单，有以方测证成分，临证又当揣摩，取方化裁。

本方以及麻杏薏甘汤、麻连赤豆汤主证与芪芍桂酒汤、桂枝加黄芪汤皆有湿停肌表（均属肺金之右降清肃不利）。但前三方麻黄系列为实证，故以麻黄开泄肺金；芪芍桂酒汤、桂枝加黄芪汤二方证均为虚（肺）中夹实（湿），故以黄芪补肺利水。

麻黄加术汤、桂枝附子去桂加白术汤、甘草附子汤证均为外湿所袭，均有湿阻所致"疼烦"。麻黄加术汤（身疼烦）所宜之"湿家"为风寒夹湿邪侵袭太阴肺肌表与阳明，故以麻术协功，兼走太阳阳明；桂枝附子去桂加白术汤（身体疼烦）主证为风湿搏于阳明，故以白术为君，专注阳明；甘草附子汤（骨节疼烦）为风湿外袭太阳，故以白术协助桂附走表祛湿。

附方：

◆ 麻黄杏仁薏苡甘草汤（《伤寒杂病论》）

"病者一身尽疼，发热，日晡所剧者，名风湿。此病伤于汗出当风，或久伤取冷所致也，可与麻黄杏仁薏苡甘草汤。"

主治：湿邪袭表，困郁阳明。此证太阴（肺与表）与阳明（肌肉）同病，右旋发越不及之证。湿邪阻碍经络故身痛；邪在肺表，卫气郁闭，故发热；日晡所正当阳明之气清肃下降之时，湿邪困阻，经气郁滞，故而发热加重。功效：宣肺利湿解表。麻黄、杏仁宣泄太阴肺金，以散湿邪；薏苡仁利阳明，祛湿邪，并能除痹痛；甘草调和诸药。

本方与麻黄加术汤均为湿侵太阴肺表与阳明肌肉，麻黄加术汤重用麻术加桂，证兼风寒在表、湿郁偏重，治方以汗解之；麻杏薏甘汤轻用麻黄伍薏仁，风寒不显著，湿邪偏多，故侧重渗利阳明。

以上二方中上二焦并治，因属右降不利而归类于金行方义目下，然而距三仁汤、达原饮之湿碍三焦已然不远。若有头身酸重、往来寒热、苔厚腻者，为湿邪已弥漫至三焦，碍其疏泄，可酌与合方化裁。

半夏厚朴汤（《伤寒杂病论》）

"妇人咽中如有炙脔，半夏厚朴汤主之。"

主治病证：金闭不宣、痰凝气聚。

病证分析：金郁精微不宣，聚而为痰，结于咽中犹如异物，咳而不出、咽之不下。

方义解析：泄金开郁、化痰散结。厚朴肃降太阴肺气，顺金行下降之势；金郁失宣，津气凝聚为痰结，故以半夏、茯苓、生姜化痰消痞散结，助通肺气右降；木不疏土则脾胃升降之气因之受扰，苏叶芳香醒脾，助脾胃升降。

金气右降而收、木气左升而散为常。此证因金气宣发不及，常牵连木气，碍其升散（金克木）以致胸胁胀满、郁郁发烦等。四逆散证也可有金郁克木，金木失和。本方开泄金郁为主，四逆散疏泄木郁为重，分列金木两端，二方合方又有大柴胡之神韵。

二陈汤（《太平惠民和剂局方》）（附：金水六君煎、三子养亲汤）

"治痰饮为患，或呕吐恶心，或头眩心悸，或中脘不快，或发为寒热，或因食生冷，脾胃不和。"

主治病证：痰饮泛溢。

病证分析：脾不升清，营阴不能上输至肺，反停聚中焦，化生痰饮，痰饮阻碍，胃失和降则生纳差、呕恶、痞满等症。土为金母，痰饮生于中焦，随之传肺，故曰"脾为生痰之源，肺为贮痰之器"，见咳喘、咯痰等；或因肺失宣泄，五谷味不得敷布，营阴停聚而化痰饮。痰饮碍肺，营卫失于布表，不任风寒，以致寒热。痰饮之所成，浸渍三焦，引动相火，可致眩悸。若饮食生冷重责中阳，可致痰饮诸症加重。

方义解析：化痰除饮。陈皮、陈半夏芳香苦温，辛燥宣利，运脾利肺化痰饮；茯苓、生姜渗湿化饮畅中；炙甘草和中调药，合生姜醒脾运胃；乌梅敛肺，敛水饮，兼能止咳。本方可看作小半夏汤、橘皮汤等合方而来，恢复"太阴为开"之职，本于脾肺而兼顾三焦痰饮。

若忽略历史先后，温胆汤、涤痰汤、半夏白术天麻汤等方可视为二陈汤加

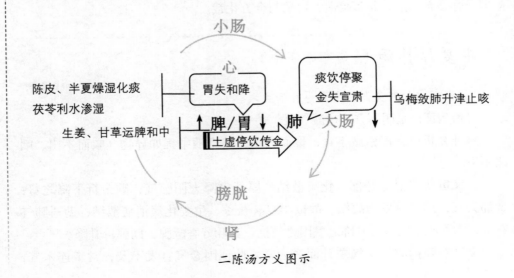

二陈汤方义图示

竹茹、菖蒲、天麻等变化，着重治疗少阳三焦，以疏通决渎、复枢机、平相火而具开窍安神、息风定眩等功。由是可知脾胃、肺、三焦之间痰饮生成、留滞关系。痰饮之患阻碍气机升降，从胃肺之右降到三焦之左升无处不能及，故有怪病多痰之叹。

附方：

◆ 金水六君煎 (《景岳全书》)

"治肺肾虚寒，水泛为痰，或年迈阴虚，血气不足，外受风寒，咳嗽呕恶，多痰喘急等证，神效。"

主治：痰饮咳逆、肺肾两亏。原文曰"肺肾虚寒"，虚则濡润失职，寒则痰饮内生。津液既化为痰饮，则失却滋养之职，久患痰饮或年老体衰者尤是如此。今肺津亏虚，不能右降而化水，肾水枯涸，不能滋润肺金，金水不能相生。功效：滋养金水，化痰降气。药味组成相当于二陈汤去乌梅而加当归、地黄。陈皮、半夏、茯苓燥湿化痰，理肺和胃，降逆止咳平喘；当归、地黄补水生津，《神农本草经》载当归能"主咳逆上气"，概因肺主宣肃，又朝百脉，而当归之辛能宣郁以复其用，当归之润能滋养以补其体，甚合肺金之性；生姜、甘草和中运中、调和药性。

◆ 三子养亲汤 (《皆效方》，录自《杂病广要》)

"高年咳嗽，气逆痰痞。"

主治：痰饮停肺的咳喘。痰阻肺气，失于宣肃故喘咳；碍于胃气，失于和降则痞满。功效：宣利肺金，消痰散结。白芥子破壅消痰，止喘宁嗽；莱菔子下气定喘，化痰破郁；紫苏子降气除满，化痰散结。

半夏苦酒汤 (《伤寒杂病论》)

"少阴病，咽中伤，生疮，不能语言，声不出者，(半夏)苦酒汤主之。"

主治病证：郁火灼金之咽痛生疮。

病证分析：凡咽痛，仲景便称属少阴病，但本方证并不涉及少阴，而需从太阴肺着眼。为痰饮阻隔，金失清降，郁火熏灼咽喉而致。

方义解析：利肺降气、润肺敛疮。半夏化痰利肺，肺气肃降而心火得以从右路而清降，故《神农本草经》称其主"咽喉肿痛"；鸡子白色白象金，清金润肺，消肿敛疮生肌；苦酒即米醋，入肺清金制火，《本草蒙筌》称其可"敛咽疮"。方后煎服法示：鸡子去黄留清，壳内加碎半夏及米醋，火上三沸，去滓，少少含咽之。笔者曾以此法试制，然而一旦沸腾，鸡子白便凝固成块成絮，无法混入汤中。去滓后仅余醋汁一匙许，不知是否仲景本意。若因少阴热化伤津所致咽痛，可参考水行方中滋水清火玄麦甘桔汤之类化裁。

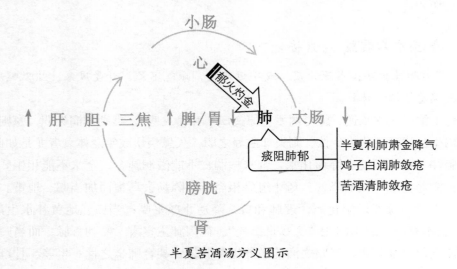

半夏苦酒汤方义图示

小青龙汤（《伤寒杂病论》）（附：射干麻黄汤）

"伤寒表不解，心下有水气，干呕发热而咳，或渴，或利，或噎，或小便不利、少腹满，或喘者，小青龙汤主之。"

"伤寒心下有水气，咳而微喘，发热不渴。服汤已渴者，此寒去欲解也。小青龙汤主之。"

"咳逆倚息不得卧，小青龙汤主之。"

主治病证：表寒里饮。

病证分析：风寒袭表，闭束肺金，表证未尽，太阴肺寒失于布散营阴，营阴停聚，化为水饮。或为素有停饮，加被风寒而致。水饮所停之"心下"并非仅指胃脘，应指心火右降通路，包括胃、肺以及胸膈间。寒饮碍肺，令失于宣肃则作咳或喘；饮停于胃则或利或噎；水饮阻隔，津液不达，加之精微损耗，故渴；或水饮停胃脘而不渴，待水饮运化则欲饮水，故曰"服汤已渴"，此处渴指欲正常饮水而非病态渴饮不解。

方义解析：解表散寒，温化水饮。麻黄开宣肺气，肺气宣发则精微输布而水饮运化，其治水饮若雾露之溉，如青龙治水于云雾间，故堪称青龙；干姜、细辛、半夏温化中上二焦及经络之间寒饮，合麻黄温肺化饮；五味子非仅为止咳之用，能令营阴收敛归位而不助痰饮生成，合半夏降逆止咳（黄元御善取此二味肃降右路肺金）；芍药敛营阴归肺，稍补肺体以防痰饮形成而消耗肺津，并防辛燥药味伤及肺阴；桂枝鼓舞卫气，助麻黄解未尽之表邪，以解肺金之寒束；炙甘草调和诸药。水饮去，津液布，咳喘止、口渴消，属"辛以润之"（《素问·藏气法时论》）之法。

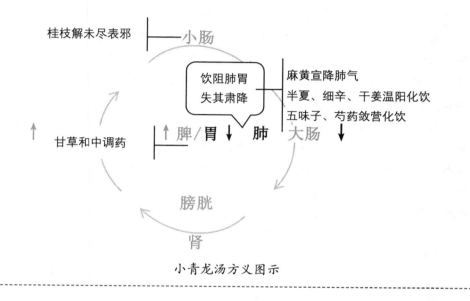

小青龙汤方义图示

附方：

◆ 射干麻黄汤（《伤寒杂病论》）

"咳而上气，喉中水鸡声，射干麻黄汤主之。"

主治：水饮壅肺之喘咳。胸肺间水饮壅盛，水饮随呼吸激动气道，故作痰水声鸣如水鸡。功效：泄肺行水，化饮止咳平喘。麻黄、细辛、半夏泄肺温阳化饮；射干化饮利咽，通喉痹，破壅塞；款冬花、紫菀化痰止咳，黄元御称冬花"去浊还清"、紫菀"清金降逆"；五味子敛营化饮止咳；生姜醒胃阳，助化饮；大枣和中调药。本方证以水阻肺气为主，故较之于小青龙汤去桂枝、芍药和表之味，而加射干、款冬、紫菀化饮利肺降气，并易甘草为大枣以不助水邪。

越婢汤（《伤寒杂病论》）（附：甘草麻黄汤）

"风水恶风，一身悉肿，脉浮不渴，续自汗出，无大热，越婢汤主之。"

主治病证：肺失宣泄，饮停肌腠。

病证分析：外邪袭扰，肺失宣泄，精微不得敷布，反聚而化为水饮，停于肌腠间，名风水；营卫不得随之敷布肌表，卫不能出而固表，故恶风、自汗出；风之所袭在肺在表，故脉浮；饮停肌表，不扰精微上承，故不渴。

方义解析：宣泄肺气，行水消肿。越婢或因其能"发越脾郁"得名。重用麻黄六两、石膏半斤宣泄肺气，以开水之上源，精微得以布散则不复聚而为饮，既成之水可运行以消散；饮为营阴所化，饮成则营阴耗伤，生姜、大枣、甘草和脾胃，滋营阴化源。

若为"里水者，一身面目黄肿，其脉沉，小便不利，故令病水……越婢加术汤主之"。因肺失宣泄，精微聚而化饮，停聚肌肉间所致。饮由营所化，聚而变黄色，故肿而兼黄色；精微不能下输膀胱，故小便不利；水饮淹没脉体，故脉沉。于法当泄肺行水消肿，但本证较越婢汤证水气偏里（从皮而走肌），故取越婢汤加白术四两，兼除阳明肌肉间之水气。

附方：

◆ 甘草麻黄汤（《伤寒杂病论》）

"里水，越婢加术汤主之，甘草麻黄汤亦主之。"

主治：肺失宣泄的皮水水肿。肺主输精于皮毛，若肺窍痹阻，精微聚而成水饮。**功效**：泄肺行水。麻黄宣泄肺气，精微得以布散，则停水可去；炙甘草调和药性。《本草正义》载："（麻黄）虽曰解表，实为开肺；虽曰散寒，实为泄邪……麻黄与桂枝并行，乃为散寒之用。若不与桂枝同行，即不专主散寒发汗矣。抑麻黄之泄肺，亦不独疏散外来之邪也，苟为肺气郁窒，治节无权，即当借其轻扬以开痹着，如仲景甘草麻黄汤之治里水黄肿。"麻甘配伍，宣泄肺金，实为麻黄汤、青龙汤、越婢汤之共同祖方。

越婢（加术）汤、甘草麻黄汤、大小青龙汤与防己黄芪汤、防己茯苓汤均治疗水气病，其病机均有肺失宣肃，水饮内停，但虚实程度不同。防己黄芪汤、防己茯苓汤为肺气亏虚，宣发布散无力，精微停聚为饮，属以虚为本，虚而致实；越婢（加术）汤、甘草麻黄汤纯为实证而设，肺金郁闭因外邪侵袭所迫，仅短期速攻之法，其后仍以他方调治。

皂荚丸 （《伤寒杂病论》）（附：瓜蒂散）

"咳逆上气，时时吐唾浊，但坐不得眠，皂荚丸主之。"

主治病证： 黏痰壅迫，金失宣肃。

病证分析： 肺气失宣，津液不布，凝炼为痰浊；金失肃降，肺气上逆，故咳逆；卧则痰浊更易上没阳位，不利胸阳宣泄而咳唾加重，以致坐不能卧。

方义解析： 豁痰排浊，恢复宣肃。皂荚酥炙，豁痰排浊利肺；黏痰已生则肺中精微（脾胃上承而来）必定消耗，故配伍大枣，并以蜜为丸，补肺气，和药性。凡邪扰急迫者，当以逐邪为首务，症状缓解后再予邪正兼顾治法。

附方：

◆ 瓜蒂散 （《伤寒杂病论》）

"病如桂枝证，头不痛，项不强，寸脉微浮，胸中痞硬，气上冲咽喉，不得息者，此为胸有寒（寒或为实，指痰浊）也，当吐之，宜瓜蒂散。"

"病人手足厥冷，脉乍紧者，邪结在胸中，心下满而烦，饥不能食者，病在胸中，当须吐之，宜瓜蒂散。"

"宿食在上脘，当吐之，宜瓜蒂散。"

主治：痰浊停胸，肺金失宣；宿食阻遏，胃失和降。痰饮停于胸中，营卫不得敷布，卫戍乏弱，故见恶寒、脉微浮；却无项强头痛之太阳经症，故并非太阳中风；痰饮停于胸中，故令痞硬；肺胃降路被阻，蕴热而烦，热能消谷而饥，痰浊阻滞，却不欲食；痰结胸肺，金气被郁，营卫失于敷布，故手足厥；又因肺朝百脉，脉中气血运行被痰所扰，故脉乍紧。功效：吐越痰浊，复降肺胃。瓜蒂涌吐素食痰涎；赤小豆和胃化浊。

手足厥冷未必仅见于厥阴病。或为少阳郁滞，失于舒展之四逆散证，或为气失右降，热郁不宣的白虎汤证，或为脾寒下利，营卫化生不足之麻黄升麻汤证，或为大寒直中太阴，脾阳不温之大乌头煎证，或为痰郁金失宣布之瓜蒂散证，或为饮停胃脘，营卫失布之橘皮汤证，或为少阴元阳虚微不温之四逆汤类证，或为厥阴血寒失其疏泄之当归四逆汤证，或为蛔扰蛔厥之乌梅丸证等等。临证当细细勘察，体会升降乖戾之处、辨析气血所逆之由，以免南辕北辙。

大陷胸汤（《伤寒杂病论》）（附：大陷胸丸、小陷胸汤）

"太阳病，脉浮而动数，浮则为风，数则为热，动则为痛，数则为虚，头痛发热，微盗汗出，而反恶寒者，表未解也。医反下之，动数变迟，膈内拒痛，胃中空虚。客气动膈，短气躁烦，心中懊憹，阳气内陷，心下因硬，则为结胸，大陷胸汤主之。若不结胸，但头汗出，余处无汗，齐颈而还，小便不利，身必发黄。"

"伤寒六七日，结胸热实，脉沉而紧，心下痛，按之石硬者，大陷胸汤主之。"

"伤寒十余日，热结在里，复寒热往来者，与大柴胡汤；但结胸，无大热者，此为水结在胸胁也，但头微汗出者，大陷胸汤主之。"

"太阳病，重发汗而复下之，不大便五六日，舌上燥而渴，日晡所小有潮热，从心下至少腹硬满而痛，不可近者，大陷胸汤主之。"

主治病证： 饮热结实之大结胸。

病证分析： 表邪入里，内陷胸膈胃脘，阻碍肺胃右旋之气，致精微失于布散，停而为饮，饮热互结，肺失宣泄，胃失和降。"热入是结胸之因""水结是结胸之本"（《伤寒来苏集》）。心下指胃脘，也可为膈间。饮停于胃脘或膈间，因而作痛、按之则石硬，重者症从心下直至少腹，痛不可触；饮停肃降之路，气不右旋，郁而化热，热郁阳明，经气不利，故日晡发热；饮热结胸，肺失肃降，故见短气；水饮阻隔，降路被阻，胸膈中蕴热，故心中懊憹、烦躁；饮热阻隔胸膈，上焦热气不能肃降而逆上，故但头微汗出。

方义解析： 泻热破结、逐饮下水。甘遂峻利水饮，破壅散结；大黄、芒硝泻浊而破坚结，配伍甘遂令水邪由肠道而出。"以水六升，先煮大黄，取二升"，久煎大黄，取其泄浊而非导下食积。大陷胸汤泻肺胃之痰饮结热以宽畅胸膈，故名陷胸。

附方：

◆ 大陷胸丸（《伤寒杂病论》）

"结胸者，项亦强，如柔痉状，下之则和，宜大陷胸丸。"

主治： 水热结胸。水热蒸郁胸中，肺失宣肃、气逆不降故项强。功效：宣肺泻热、下水降逆。大黄、芒硝、甘遂药同大陷胸汤而制丸剂，取峻药缓攻以下水热；杏仁、葶苈子二子入肺金，泻热行水降逆；白蜜润胸膈而滑大肠，助下瘀浊，并能缓和药性。

◆小陷胸汤（《伤寒杂病论》）

"小结胸病，正在心下，按之则痛，脉浮滑者，小陷胸汤主之。"

主治：痰饮互结之小结胸。肺胃二气之右行下降相辅相成，若被痰饮阻隔则气逆而化热。脉浮则为热、滑则病痰；痰热阻碍心下胃脘，故按之则痛。肺胃之气郁滞化热，痰热相结。功效：宽胸利肺，化痰清热。瓜蒌实宽胸利肺、清热化痰；半夏化饮除痰；黄连清心下胃脘郁热。

小结胸较之大结胸病情缓和，痰饮与热相结相对较轻。虽未言肺与胸膈症状，但从病机、病位分析，与大陷胸汤同类，故亦名陷胸。

麻黄杏仁甘草石膏汤（《伤寒杂病论》）（附：泻白散、麻黄升麻汤、防风通圣散）

"发汗后不可更行桂枝汤，汗出而喘，无大热者，可与麻黄杏仁甘草石膏汤主之。"

"下后不可更行桂枝汤，若汗出而喘，无大热者，可与麻黄杏子甘草石膏汤。"

主治病证：肺失宣泄，气不右降，郁闭生热。

病证分析：或汗或下后，表证已去，邪气内扰，肺金郁闭，蕴热不宣，外蒸皮肤，故使汗出；肺金失清肃，气上逆，故喘；无大热指无表证之恶寒发热、无阳明之大热，而实际确有肺热郁闭，热在内而不外现。

方义解析：宣泄肺气，清金降逆。石膏开肺郁、泄肺热，重用至半斤，可见本证气闭蕴热较重；麻黄四两，合杏仁开泄肺气，使热泄有路；炙甘草和中调药。

三拗汤之咳喘为寒邪袭肺，肺失宣肃；麻杏石甘汤（相当于三拗汤加石膏）适于肺气闭郁，郁热喘咳等症。

麻杏石甘汤中石膏八两，用量重于麻黄四两，清泄大于宣透，其证蕴热重于寒闭；大青龙汤麻黄六两、石膏鸡子大（约半斤），透泄俱强，其证寒闭与蕴热均重。

附方：

◆ 泻白散（《小儿药证直诀》）

"治小儿肺盛，气急喘嗽。"

主治：虚人肺金郁热。老幼体弱者肺失宣泄，热郁咳嗽，热势不甚而肺气虚弱。功效：泄金清热，益肺和中。桑白皮泄肺气、清肺热；地骨皮养肺阴、扶肺气；粳米和中生营，合地骨皮资肺营之源；甘草和中调药。

◆ 麻黄升麻汤（《伤寒杂病论》）

"伤寒六七日，大下后，寸脉沉而迟，手足厥逆，下部脉不至，咽喉不利，唾脓血，泄利不止者，为难治，麻黄升麻汤主之。"

主治：脾寒肺郁，蕴火伤络。（误下后）脾寒不升，故泄利不止；土主四肢，脾寒精微不升，营卫无以充盈而布散，营卫不达四末，故手足厥逆；营卫不充于脉，故寸脉沉迟、趺阳脉微；寒湿闭郁，太阴肺金宣肃之机被遏，故咽喉不利；金郁则火不右降，因而化热，火热燔灼脉络，迫血妄行而出血，热盛肉腐又酿脓。病在下寒（脾失左升）与上热（肺不右降）。功效：温脾散寒、清金降火、凉血和络。脾寒则湿停，故以干姜、炙甘草、茯苓、白术温脾散寒、祛湿化饮，令湿去不碍肺金之宣发与心火之右降；麻黄、石膏、杏仁、炙甘草取麻杏石甘汤之意，开泄肺金，肺气开而郁热自能宣散，心火得以右降而不复熏灼肺络；升麻、黄芩清血中热，热去不复刑金，升麻"解疮毒，咽喉（肿），

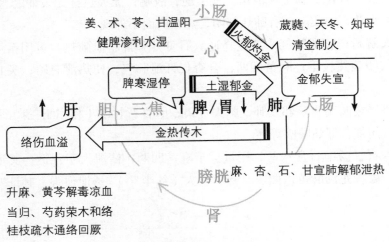

麻黄升麻汤方义图示

喘咳音哑，肺热"（《滇南本草》），合石膏、杏仁以清利咽喉；葳蕤、天冬、知母润肺清金制火；当归、芍药和络宁血补损；桂枝合芍药、甘草以及滋阴之味以调和营卫、通络回厥。黄元御释本方："姜、甘、苓、术温中燥土；知、膏、冬、蕤清肺而升清，归、芍、桂、苓滋肝升陷；升麻理咽喉，麻、杏泻皮毛。"合方令肝脾左升、肺金右降、上清下温、升降复常以解诸症。左右并调，委曲因其方名中冠以麻黄而归于太阴肺金行方类。

◆ 防风通圣散（《宣明论方》）

出自卷三"风门"，未记载主症。

主治：外受风寒，表里俱实。表实者肺气不宣，里实者阳明郁滞。风寒袭表，肌表闭郁、肺气失宣则恶寒、鼻鸣、流涕；肺郁蕴热，熏于肌肤可见风疹、痈疡；脏腑同病，阳明郁热而口苦、恶热多汗；阳明热气上蒸，故面红、头痛；阳明失于承降，故大便不畅；阳明燥热伤津则口干而喜冷饮、溲赤；"所谓风气甚而主目眩运，由风木王，则是金衰不能制木"（《宣明论方》），故金病不能制（治）木，可见风动而眩晕。功效：宣肺解表，清里畅滞。麻黄、防风、荆芥、桔梗、薄荷宣肺解郁、解表散邪，使郁热有外透之路；连翘、栀子、黄芩、石膏内清外透，双解郁热；大黄、芒硝内泻阳明之热；气不和则血不利，此金病不能治木，以川芎、白芍、当归和血散瘀；气血不利、升降失和，当虑三焦水道之通畅，故以滑石、白术滑利三焦、清热利湿，以助清解郁热，并防止壅滞气血；甘草调和药性。总观本方，开泄太阴、清降阳明以顺其右降，疏利少阳三焦与和解厥阴血分以调其左升，燮理升降、斡旋枢机。

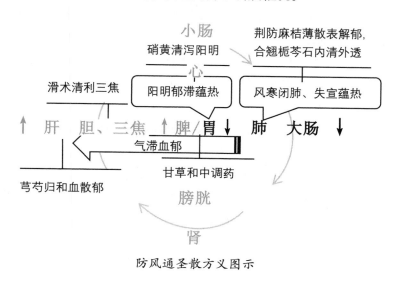

防风通圣散方义图示

大青龙汤 （《伤寒杂病论》）（附：越婢加半夏汤、葶苈大枣泻肺汤、小青龙加石膏汤、厚朴麻黄汤）

"太阳中风，脉浮紧，发热恶寒，身疼痛，不汗出而烦躁者，大青龙汤主之。"

"伤寒脉浮缓，身不痛但重，乍有轻时，无少阴证者，大青龙汤发之。"

"病溢饮者，当发其汗，大青龙汤主之；小青龙汤亦主之。"

主治病证：风寒闭肺，化饮郁热。

病证分析：原文虽曰中风，实为伤寒。风寒闭肺，肺失宣泄，好似麻黄汤证。但寒邪闭束肺金，气郁较重，寒性收引凝滞，遏郁营卫，不得敷布宣通，营聚为饮（"肺为水之上源"）、气郁化热（金不右降，郁火乃生）。卫邪相搏于表故恶寒、发热；风寒闭塞玄府故无汗；风寒外袭经络，闭阻营卫，郁滞而身痛；气郁化热，热郁不宣故烦；肺闭营郁化饮，故可见咳喘咯痰。

方义解析：宣肺热、泄水饮。麻黄重用至六两，以开宣肺气郁闭之重症；石膏泄肺气，配伍麻黄一宣一泄，助金气右降，肺金宣泄，营卫布散，则郁火降而精微不积为饮（本方取石膏约鸡子大：一枚鸡蛋体积约50mL，生石膏密度约$2.3g/cm^3$，算得鸡子大生石膏约115g，约合汉制半斤）；杏仁助麻黄泄肺并可润肺；桂枝扶卫气，助麻黄除表邪；生姜、大枣、甘草益脾胃，生化营气之源而防止过汗伤正。肺金宣肃复常，营卫运行通畅而饮热自去。若仅为肺闭饮停，脉见浮缓，并无风寒表束者，可以借鉴本方宣肺除饮之法。本方麻、石均重用，发汗力强，切勿反复以本方发汗，否则必致津液耗竭，轻者不荣筋肉而肌肉抽掣跳动，甚者脱亡阴命。

大小青龙汤取青龙戏水之意，着眼于化水饮，以麻黄为眼目。小青龙汤（麻黄配伍姜、辛、夏）温化寒饮，大青龙汤（麻黄配伍石膏）泄热化饮，两方寒热对仗。肺气郁闭失宣，"当汗出而不汗出"，精微化为水饮而成溢饮者，见"身体疼重"而肿，根据其寒热，可从大小青龙汤取法以宣肺化饮消肿。

大青龙汤及后附方皆为肺气失宣所致水饮停肺适用之方，其中大青龙汤证为热重于饮、表寒未解，越婢加半夏汤证为饮热并重、饮逆上迫，葶苈大枣泻肺汤证为饮重于热而表寒已去，小青龙加石膏汤证为寒中带热，厚朴麻黄汤证为寒热偏向不甚、咳逆为主。水饮为重可予半夏、干姜、细辛、葶苈子化饮；气逆为重可加厚朴、杏仁以降逆止咳平喘；咳为重可以五味子敛之等。

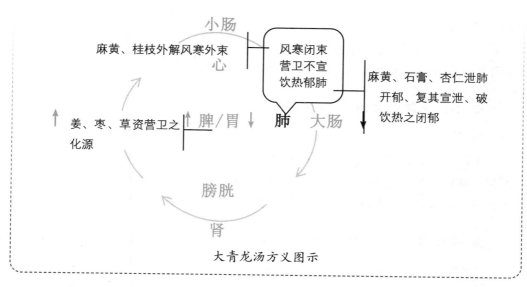

大青龙汤方义图示

附方：

◆ 越婢加半夏汤（《伤寒杂病论》）

"咳而上气，此为肺胀，其人喘，目如脱状，脉浮大者，越婢加半夏汤主之。"

主治：饮热郁肺，肺失宣泄。"肺胀者，虚满而喘咳"（《灵枢·胀论》），此为肺金失宣，营卫不能布散，水热闭郁所致。气闭而逆故喘促咳逆、胸肺胀闷、目突如脱；营闭为饮故可见面肿、咯痰。功效：泄肺行水，化饮降逆。麻黄宣肺行水；石膏泄肺热、平喘咳；麻黄、石膏配伍，先开肺金之郁；半夏燥湿化饮降气；水饮为营阴所化，饮成则营阴耗伤，故以生姜、大枣、甘草和脾胃以滋营阴化源。相当于大青龙汤因无表证去桂枝，水饮气逆较多故加半夏、去杏仁而成。

◆ 葶苈大枣泻肺汤（《伤寒杂病论》）

"肺痈，喘不得卧，葶苈大枣泻肺汤主之。"

"肺痈胸满胀，一身面目浮肿，鼻塞清涕出，不闻香臭酸辛，咳逆上气，喘鸣迫塞，葶苈大枣泻肺汤主之。"

"支饮不得息，葶苈大枣泻肺汤主之。"

主治：饮热郁肺。邪气犯肺，肺失宣泄，营聚为饮，气郁化热；若饮热相合，熏蒸血肉者乃成肺痈。金气失宣，肺窍痹阻则鼻塞流涕、不闻香臭；饮热内迫则咳喘上逆、迫塞不得卧。功效：泄肺行水。葶苈子泄肺行水；大枣益肺、调药。本证水饮壅塞较重，故不用甘草而以大枣和中调药，兼以培土治水。不同于大青龙汤，因无肺表闭郁，故不需麻黄以宣肺发表。

◆ 小青龙加石膏汤（《伤寒杂病论》）

"肺胀，咳而上气，烦躁而喘，脉浮者，心下有水，小青龙加石膏汤主之。"

主治：水饮停肺，蕴热内生。水饮停肺，肺失宣泄而喘咳；心火不降生热而烦；脉浮为里热所迫。以小青龙汤温化水饮；石膏泄肺、清热。本方源自小青龙汤，化饮力优，但麻、石并用又似大青龙汤，寒热证俱者宜。

◆ 厚朴麻黄汤（《伤寒杂病论》）

"咳而脉浮者，厚朴麻黄汤主之。"

主治：肺失宣泄，水饮内停之咳喘。原文"脉浮"并非指表证，当指寸脉浮显，示病位在上焦肺，为金失肃降，气逆上迫所致。相对的，后文泽漆汤之"脉沉"乃因下焦水饮所患。功效：泄肺化饮，降逆止咳。麻黄宣肺行水；石膏、厚朴、杏仁泄肺降气、平喘止咳，合麻黄行气散饮；半夏、干姜、细辛，此三味辛燥化饮降逆；五味子敛肺化饮止咳；小麦安胃和中而不恋水邪。本方亦寒温并用，相当于小青龙加石膏汤去桂芍（因无表证），加厚朴、杏仁，以降气止咳，并易甘草为小麦以润肺，适于咳喘为主症，饮热俱见者。

桔梗汤（《伤寒杂病论》）（附：苇茎汤、排脓散、排脓汤、桔梗白散）

"咳而胸满，振寒脉数，咽干不渴，时出浊唾腥臭，久久吐脓如米粥者，为肺痈，桔梗汤主之。"

"少阴病，二三日，咽痛者，可与甘草汤；不差者，与桔梗汤。"

主治病证：肺痈脓成。

病证分析：邪扰华盖，肺金壅塞，热不右降，营失布散，湿热蒸酿，血肉精微变为腐败浊瘀而成痈脓。湿热痈脓阻肺，失于宣肃而咳嗽；热盛肉腐变作败脓，故咳出浊唾腥臭；热灼肺伤、津失濡养故咽干，脾中精微仍可上布故不渴；痈疡为患，壮热恶寒，并非表证，乃卫气忙于抗邪于肺中蕴化痈脓之处，无暇固表所致。切勿取汗而更伐卫气。

方义解析：利肺排脓消痈。桔梗破壅利肺排脓；生甘草清解余热。二味以透脓排邪为主功，当以大热已去，痈脓已成，亟待透出为应用时机。肺痈热势正甚、未酿痈脓时以肺气不宣、饮热迫郁为主，可从大青龙汤等取法。本方亦主少阴咽痛，以桔梗利肺化痰、开通降路，生甘草清火保金。

附方：

◆ 苇茎汤（《外台秘要》引《古今录验方》）

"肺痈，吐如脓。"

主治：肺痈瘀热。肺热熏灼，营血耗伤，痈脓已成。功效：清肺利湿，排脓逐瘀。苇茎清肺透热；薏苡仁、瓜瓣（常取冬瓜子代之）利湿排脓；营血被灼为瘀血，桃仁散瘀以助清血中热。本方清泄肺热，兼顾排脓化瘀，与桔梗汤专于透脓可合方增效。

◆ 排脓散（《伤寒杂病论》）

主治：金创酿脓。亦非独为金创所设，凡血络失于疏利，蕴蒸血肉成脓者，皆可参考运用。金创络伤，营血瘀滞，局部蕴热，肉腐变脓。肺主表，金创在表，欲排脓出表，当从宣利肺金取法。功效：行气和血，利肺排脓。枳实、芍药行气散结，调和血络，滞消而热散，不复熏蒸更伤血肉；桔梗利肺排脓；脓之所化，源自所伤之血肉，故加鸡子黄，以"有情"之物补益之。观前后数方中桔梗之应用，可知其利肺排脓之效，不限于肺腑，其所主皮肤中痈、脓同义。

◆ 排脓汤（《伤寒杂病论》）

主治：金创酿脓。功效：调和营卫，利肺排脓。桔梗利肺排脓；生姜、大枣调和营卫，并益气血之源；生甘草清余热。前方排脓散证之气血失和、血肉受损较重；本方轻证较宜。《伤寒杂病论》所载诸方，仅桔梗汤与排脓汤所用甘草为生用，以清热，余方皆取炙甘草，以和中补中、调和药性。

◆ 桔梗白散（白散）（《伤寒杂病论》）

"寒实结胸，无热证者，与三物小（陷胸汤）白散（亦可服）。"

主治：寒饮、寒痰结胸（凝结肺中）；或肺痈热已去而痈脓未尽。功效：利肺豁痰，透痈排脓。桔梗利肺除痰排脓；贝母开肺消痰散结，清金而泄余热；巴豆攻寒积、散冷结、除停水，在上则涌吐而除，在下则泄利而去。上三物为散，白饮和服，白饮即稀面汤 / 米汤，以和中护胃。本方所主治为寒实痰饮，与大小陷胸汤之实热痰饮结胸阴阳对应。

瓜蒌薤白白酒汤 （《伤寒杂病论》）（附：瓜蒌薤白半夏汤）

"胸痹之病，喘息咳唾，胸背痛，短气，寸口脉沉而迟，关上小紧数，瓜蒌薤白白酒汤主之。"

主治病证： 胸阳不宣之胸痹。

病证分析： 痹即不通，胸痹即胸阳不能宣通。肺居心外，肺气开泄，心阳乃能宣通。胸阳宣通为肺金开泄右降动作。胸阳不宣包括肺失开泄与心阳不宣。喘息咳唾皆为肺气不宣所致；"背着，胸之府也，气不降于腹，胸膈莫容，是以逆冲于脊背"（黄元御），故痹痛彻背。

方义解析： 通阳散结，宣痹止痛。瓜蒌实宽胸开肺气；薤白宣散心阳；白酒宣通胸阳，散寒止痛。本方宽胸通阳，主治气郁阳闭而痰饮较少的胸痹。

附方：

◆ 瓜蒌薤白半夏汤 （《伤寒杂病论》）

"胸痹，不得卧，心痛彻背者，瓜蒌薤白半夏汤主之。"

主治： 痰饮阻碍，胸阳不宣的胸痹。"背者，胸中之府"（《素问·脉要精微论》），胸中阳气因痰饮气闭而不能宣通，气不得降而上逆，故痛彻肩背。**功效：** 通阳化饮，利肺通痹。方含瓜蒌薤白白酒汤通阳开痹；加半夏燥痰化饮、降逆利肺，合瓜蒌使肺气得泄（右降）而宣畅胸中郁痹，降逆以除痛掣肩背。

茯苓杏仁甘草汤 （《伤寒杂病论》）（附：橘皮枳实生姜汤）

"胸痹，胸中气塞，短气，茯苓杏仁甘草汤主之。"

主治病证： 饮停胸痹。

病证分析： 水饮盛满，湮没心阳，以致胸中阳气不得宣发。气不宣发故室塞；肺金失肃降故短气喘促。

方义解析： 化饮通阳宣痹。茯苓利水化饮；杏仁宣肺气、利水饮。苓、杏合用，排除阻碍心阳宣散之水饮。甘草和中而调药。

附方：

◆ **橘皮枳实生姜汤**（《伤寒杂病论》）

"（承接茯苓杏仁甘草汤条文）橘枳姜汤亦主之。"

主治：气滞痰阻，胸阳不宣之胸痹。功效：化痰除饮，宽胸宣痹。橘皮入太阴肺，行气燥湿化痰；枳实宽胸散结降逆；生姜醒胃化饮。三药相合，肃秽辟路以复右降，结散塞开，胸痹得通。同前茯苓杏仁甘草汤主气塞痰饮之胸痹。

枳实薤白桂枝汤（《伤寒杂病论》）（附：桂枝生姜枳实汤）

"胸痹心中痞，留气结在胸，胸满，胁下逆抢心，枳实薤白桂枝汤主之。"

主治病证：胸阳痹阻，君弱相冲。

病证分析："心中痞"指胸中痞闷，为胸阳不宣之见症。"阳微阴弦"为胸痹基本病机，在本方证中，"阳微"指君火不足、胸阳不宣，金失宣泄，故气结而胸闷；由胁下冲逆可知，"阴弦"为肝胆相火趁君火之势微而逆上。

方义解析：泄肺金，通心阳，平冲逆。瓜蒌宽胸开泄肺气；枳实、厚朴开结散痞，降泄肺气，二药相合使金气右降，能除胸（肺）中气痞；薤白宣通胸阳；桂枝扶君火而制相火，以平冲逆。

本方及后附桂枝生姜枳实汤均取桂枝扶君抑相，以除亢逆之相火。究其细节，有气与饮之偏颇。

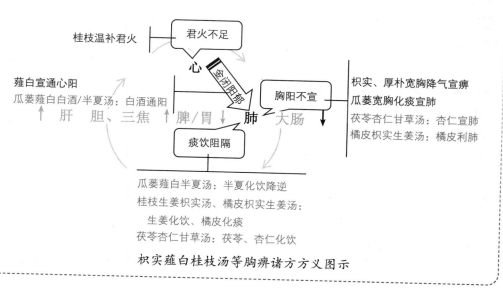

枳实薤白桂枝汤等胸痹诸方方义图示

附方：

◆ 桂枝生姜枳实汤（《伤寒杂病论》）

"心中痞，诸逆，心悬痛，桂枝生姜枳实汤主之。"

主治：饮痹胸阳，君火不明，诸气亢逆。"诸逆"为何逆并未指明，但无非风木相火之悸动奔冲（左升之过度），或胃气上逆之嗳气呕恶（右降之不及），或肺气上逆之咳喘（右降之不及）。功效：温阳化饮，宣痹降逆。枳实宽胸宣痹，胸阳宣畅则痞除、气降、逆消；生姜化饮降胃气之逆；桂枝温心阳，补火益君而制风木相火之逆。本方桂枝、生姜、枳实三味并用，不论逆之缘于左升亦或右降皆可平复。由是而知，桂枝降逆在平息肝胆相火左升之过度，姜、夏、枳、朴等降逆在肃清肺胃右降之不及。临证若不能酌证选药制方，含混不明，何收捷效。

《伤寒杂病论》曰："夫脉当取太过不及，阳微阴弦，即胸痹而痛，所以然者，责其极虚。今阳微知在上焦，所以胸痹、心痛者，以其阴弦故也。"心胸本处上焦阳位，阳气宣发布散之处。痹即不通，胸痹即诸因所致胸阳不能宣通，其病位在肺与心。肺居心外，位右降之路，故肺气开泄，心阳乃宣。胸阳不宣为肺失开泄与心阳不宣合称，"少阴……不足病肺痹"（《素问·四时刺逆从论》）。"阳微阴弦"为胸痹的基本病机。"阳微知在上焦"，故阳微指心阳（少阴君火）或胸阳（心肺之宣发开泄）相对或绝对不足；"阴弦"指心阳欲挣脱束缚而又不能如愿的一种阴阳相搏的状态，这种束缚可能来自太阴肺气不宣泄；太阳气化失司，水饮停聚上漠阳位；太阴脾寒，内生痰湿，困阻胸阳等方面的阻遏。也可以是君火不足、相火上逆（木郁失疏，君相相搏故弦）。金闭气郁者以枳实、桔梗、杏仁宣开之，薤白通之；痰阻肺金者以半夏、橘皮燥之；气化失司停饮者以茯苓、桂枝、生姜温化之；土寒停饮者以干姜温化之；君火（心阳）不足、相火上逆者以桂枝扶君抑相。明诸味用意则知成方之理，而临证灵活加减取用不必拘泥。此外，活血法属于疏达厥阴肝血，原为治疗心痛所用，现今胸痹亦常用之，或为先安未受邪之地。

另有心痛病，其在厥阴（心包与肝）、少阴（心）。心痛与胸痹同属"阳微阴弦"，但两病之"阳微"与"阴弦"含义稍不同：胸痹之阳微指心火或胸阳不足，心痛之阳微主要指心阳不足；胸痹之阴弦主要指太阴肺金失于宣泄肃降，病在右降；心痛之阴弦则主要与寒瘀凝聚厥阴有关，病在左升。仲景载方乌头赤石脂丸、九痛丸治心痛以温阳驱寒为主。近代血府逐瘀汤从金治木、气血并调，用治胸痹心痛，大可借鉴。

麦门冬汤 (《伤寒杂病论》)（附：生脉散、百合固金汤）

"大（火）逆上气，咽喉不利，止逆下气者，麦门冬汤主之。"

主治病证： 金燥失宣，火逆上气。

病证分析： 肺阴（营）亏虚，肺金枯燥则宣散不利，心火因之不得右降，郁火乃生，反更灼伤肺金，作咽痛、喑哑、咳逆等症。

方义解析： 润肺清热，降逆利咽。麦冬润肺清金、降火清心，两善其功；人参培土生金，合麦冬润肺生津，补肺金营阴之损伤；半夏非专为化痰而设，此处宽胸散结、利咽喉，开通心火右降之通路，有痰者化之、无痰者畅之；粳米和胃气以滋化源，合麦冬、人参以补肺金；甘草、大枣培土和中。本方培土生金、除痰降逆，不仅适于肺金津伤气逆，中焦胃阴亏虚见上逆呕哕等症者并宜。

本方及后附方均为滋肺阴常用，各方生克关联稍有差异。

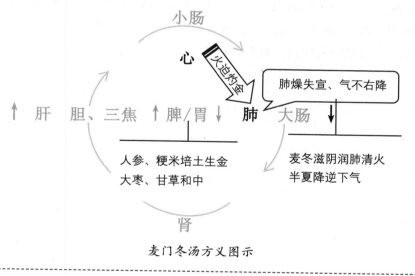

麦门冬汤方义图示

附方：

◆ **生脉散** (《医学启源》)

"补肺中元气不足。"

主治：心肺阴虚，脉络空虚。肺朝百脉、心主血脉，心肺营阴亏虚，布散无源，致血脉亏虚，甚致肢体经络周身失养。肺阴亏虚或见咳喘；心脉失养可见惊悸不寐，甚或虚烦；周身失养可有倦怠乏力；肺虚不荣百脉，太渊虚乏，故脉软弱等。功效：益营阴，敛肺气，充脉道。人参、麦冬益营生津，二味先入中焦，中焦营气充足则自然上输心肺以充盈脉道；五味子敛肺气，聚营阴而复脉气，所谓"壅遏营气，令无所避，是谓脉"，故云生脉。合方兼补心肺两阴，进而又可布泽精微、荣润周身。

◆ 百合固金汤（《慎斋遗书》）

"手太阴肺病，因悲哀伤肺，背心、前胸、肺募（通"膜"）间热，咳嗽咽痛，咯血恶寒，手大拇指循白肉际间，上肩臂至胸前如火烙。"

主治：金水两亏，虚火灼金。金生水、水润金，金水两相生。虚火刑金故咽痛咳嗽；胸背肩臂间发热，皆为心胸阴虚之热外象；虚火伤肺络故见咯血或痰中带血；营阴不能敷布，卫气不能御表故恶寒。功效：滋肾肺，清虚热。百合、麦冬二味色白入金，增液润肺；生地黄、玄参、熟地三味色黑入肾，益水制火；上五味黑白相合，兼润肺肾，以治其本；白芍、当归养血和络，以补肺络之损伤，当归并能止咳以治标；贝母、桔梗宣利肺气、宽胸散结，无痰则治气、小痰则化之（因金燥失宣、肺气不利，可有少量夹痰，但是否有痰并非关键）；生甘草合桔梗清肺热、制虚火。

水行方义

壬水太阳，为水中之火，主表、化气行水。病则不能卫表，气化失司。太阳膀胱病证列方提要：

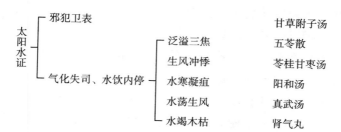

太阳水证
- 邪犯卫表 ——— 甘草附子汤
- 气化失司、水饮内停
  - 泛溢三焦 ——— 五苓散
  - 生风冲悸 ——— 苓桂甘枣汤
  - 水寒凝痼 ——— 阳和汤
  - 水荡生风 ——— 真武汤
  - 水竭木枯 ——— 肾气丸

癸水少阴，为阴之封藏，主水液、主藏精，系精室，能纳气。病则邪水为患、正水不足、封藏失司。少阴肾病证列方提要：

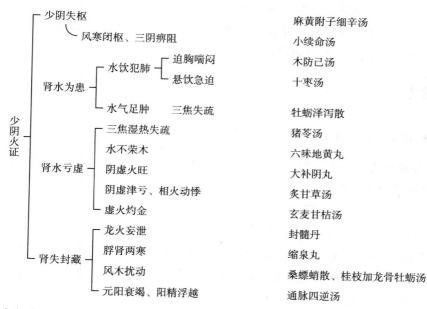

少阴火证
- 少阴失枢 ——— 麻黄附子细辛汤
- 风寒闭枢、三阴痹阻 ——— 小续命汤
- 肾水为患
  - 水饮犯肺
    - 迫胸喘闷 ——— 木防己汤
    - 悬饮急迫 ——— 十枣汤
  - 水气足肿 三焦失疏 ——— 牡蛎泽泻散
- 肾水亏虚
  - 三焦湿热失疏 ——— 猪苓汤
  - 水不荣木 ——— 六味地黄丸
  - 阴虚火旺 ——— 大补阴丸
  - 阴虚津亏、相火动悸 ——— 炙甘草汤
  - 虚火灼金 ——— 玄麦甘桔汤
- 肾失封藏
  - 龙火妄泄 ——— 封髓丹
  - 脬肾两寒 ——— 缩泉丸
  - 风木扰动 ——— 桑螵蛸散、桂枝加龙骨牡蛎汤
  - 元阳衰竭、阳精浮越 ——— 通脉四逆汤

水行方证详义，兹录于下。

甘草附子汤 (《伤寒杂病论》) (附：桂枝附子汤、羌活胜湿汤)

"风湿相搏，骨节疼烦，掣痛不得屈伸，近之则痛剧，汗出短气，小便不利，恶风不欲去衣，或身微肿者，甘草附子汤主之。"

主治病证：风湿外袭、痹阻太阳。

病证分析：太阳膀胱凭卫气而能固表与化气行水。风湿外袭，与卫气相争于太阳膀胱经，因风中夹湿、湿性黏滞，经络闭阻、营卫郁滞故骨节疼痛而重、屈伸而掣痛；湿阻蕴热，郁火扰心故而烦（仲景凡言"疼烦"者，皆因夹有湿邪，又如桂枝去桂加白术汤、麻黄加术汤、桂枝附子汤），正如《金匮要略·痉湿暍病脉证治》所言："太阳病，关节疼痛而烦，脉沉而细者，此名湿痹。"风湿相搏，风为阳邪搏而生热、湿属阴邪黏滞气机，两相加迫故脉数而息促；卫气抗邪，疏于卫护固表故恶风、汗出；卫气失于化气行水故小便不利、身微肿。

方义解析：祛风除湿、化气通痹。桂枝重用四两，温壮太阳经卫气，外疏风邪；炮附子祛湿除痹止痛，本方重用两枚，显然为求短期速效，并非久用之量；白术"主风寒湿痹"（《神农本草经》），入经络祛湿通痹；炙甘草调和药性。因湿性黏滞难去，虽重用辛热桂附，药后仍需微汗乃能解。

附方：

◆ 桂枝附子汤 (《伤寒杂病论》)

"伤寒八九日，风湿相搏，身体疼烦，不能自转侧，不呕不渴，脉浮虚而涩者，桂枝附子汤主之。"

主治：风湿袭表，阻遏太阳，营卫滞涩。邪正相搏故身体疼，又因湿阻火郁故疼烦；经络痹阻而身体转侧不利；经痹阳气不宣通故脉涩、营阴精微不能宣布充盈脉道故脉虚；湿邪痹阻经络，营卫失和，阳不外达，经脉滞涩，故脉浮虚带涩；脉涩似乎营阴受损，但因不呕不渴，除外阳明土燥伤津与少阳精微失疏，乃营阴不能布散脉道，而非真正消耗。功效：祛风除湿，通阳除痹。桂枝入太阳，益卫气，祛风邪，通经络；炮附子重用三枚，祛湿除痹，通络宣阳；甘草、大枣、生姜调营卫、和中气。

本方药物组成同桂枝去芍药加附子汤，但本方重用桂枝四两、炮附子三枚以除风寒湿痹，峻剂速攻以除邪，不同于彼方益卫固表之缓。

本方与甘草附子汤同主治风湿袭表，但甘草附子汤证夹湿更多，故桂、附之外又加白术以除湿，本方阳气痹阻更重，故炮附子用至三枚；桂枝附子汤虽非虚证，但重用桂、附之下恐因过汗更伤营阴，故以姜、枣、草复营阴生化之源。

◆ 羌活胜湿汤（《脾胃论》）

"如肩背痛，不可回顾，此手太阳气郁而不行，以风药散之；如背痛项强，腰似折，项似拔，上冲头痛者，乃足太阳经之不行也，以羌活胜湿汤。"

主治：风湿外袭太阳经的痹痛。头、项、肩、背、腰皆手足太阳循经之处，风湿外袭，经气不利，故太阳循经部位痹痛而活动不利。功效：祛风除湿、通经除痹。风属木、湿属土，木能克土，故以风药之疏散能胜湿邪之黏滞。羌活、独活入太阳经分行上下，祛风湿、除痹痛；蔓荆子、藁本引药上行，祛头目风湿之困；川芎辛散通经以除痹痛，尤善治头痛，"主中风入脑，头痛，寒痹"（《神农本草经》）；防风合诸味辛温之味以疏风胜湿；甘草和中调药。

五苓散（《伤寒杂病论》）

"太阳病，发汗后，大汗出，胃中干，烦躁不得眠，欲得饮水者，少少与饮之，令胃气和则愈。若脉浮，小便不利，微热消渴者，五苓散主之。"

"中风发热，六七日不解而烦，有表里证，渴欲饮水，水入则吐者，名曰水逆，五苓散主之。"

"本以下之，故心下痞，与泻心汤。痞不解，其人渴而口燥烦，小便不利者，五苓散主之。"

"霍乱，头痛发热，身疼痛，热多欲饮水者，五苓散主之；寒多不用水者，理中丸主之。"

"假令瘦人脐下有悸，吐涎沫而癫眩，此水也，五苓散主之。"

"脉浮，小便不利，微热消渴者，宜利小便发汗，五苓散主之。"

主治病证：太阳受损，不化水饮（太阳蓄水），泛溢三焦。

病证分析：邪在太阳，卫气战邪故脉浮、发热；"膀胱者，州都之官，津液藏焉，气化则能出矣"（《素问·灵兰秘典论》），若卫气抗邪于太阳经表，疏于顾及太阳之腑，或卫气本就虚弱，以至于气化无力而小便不利、水饮内生；水饮不能气化为津液上承于口故渴；水饮泛溢中焦，碍于胃气（水侮土），则饮入即吐或脘痞或吐涎沫；饮停三焦，妨碍少阳疏泄，相火生风上冲故眩晕、脐下悸。水之所生，源于膀胱气化不利，而水之所犯遍及三焦，"三焦者，中渎之腑也，水道出焉，属膀胱"（《灵枢·本输》），属为连属，密切相关之意。此证病在水中之阳微。

方义解析：温阳化气行水。太阳与三焦同治。桂枝温太阳而化气行水，并能除未尽之表邪；白术、茯苓、泽泻、猪苓分入三焦，利水除饮，其中白术、茯苓入中焦，化饮除痞安中；茯苓入少阳三焦，化饮息风定悸；猪苓、泽泻入下焦膀胱，化饮利水。诸味以散制方，取轻散之力，一助解表，二为引药散入三焦以助行水，三因水停而未结坚，故取散以散之。方后注曰"多服暖水汗出愈"，汗出乃太阳化气复常之征，不必拘泥于是否有表证。

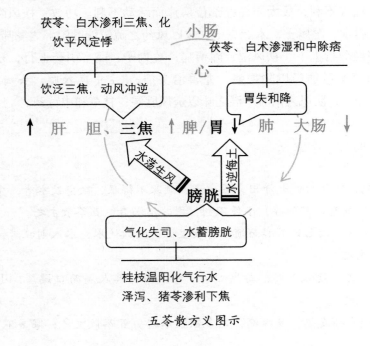

茯苓、白术渗利三焦、化饮平风定悸

小肠

茯苓、白术渗湿和中除痞

心

饮泛三焦，动风冲逆

胃失和降

↑ 肝　胆、三焦　↑ 脾/胃　肺　大肠 ↓

水荡生风

水逆侮土

膀胱

气化失司、水蓄膀胱

桂枝温阳化气行水
泽泻、猪苓渗利下焦

五苓散方义图示

茯苓桂枝甘草大枣汤（《伤寒杂病论》）

"发汗后，脐下悸者，欲作奔豚，茯苓桂枝甘草大枣汤主之。"

主治病证：水邪上冲所致的脐下悸。

病证分析：表证过汗，伤及卫阳，因之太阳气化不力，水饮停聚。邪水上克心阳，更受其伤，加之水饮欲化风作相火而与心阳相争，故见脐下冲逆。"盖悸者，木也，所以致木之悸者，水也"（《长沙药解》）。

方义解析：温阳化气，培土御水。本证卫阳不足（或因过汗损伤而致），故以桂枝用至四两，温阳化气行水以除邪，尚能达木而疏风；茯苓重用半斤，利水除邪；大枣合甘草培土治水。本方相当于苓桂术甘汤去白术加大枣，因白术归经偏于中焦故不用，此证还以下焦水邪为是。

　　苓桂组合能温阳利水化饮，通过配伍而主治症有所变异。茯苓甘草汤证见心下悸，为水停在中焦胃脘，欲犯心阳，故需配生姜以化中焦之停饮。五苓散证水饮生于太阳气化不利而散漫三焦，故加配术、泽、猪以渗利舒畅三焦，恢复决渎。冉雪峰评："五苓，水不化气，气不上滋，故用茯苓渗利，必佐猪苓的润利，又必须借白术的斡运，以资上输，泽泻的引导以资上达。若水能化气，气犹上滋，则三药可无须，知五苓必用此三药的意义，即知本方不用此三药的意义。"苓桂甘枣汤证见悸在脐下，又以大枣培中土以御下焦水邪之上冲。苓桂术甘汤证因脾虚饮停而生风，见心下逆满，上冲头眩，故以白术配伍苓、桂运脾化饮宁风。肾气丸又从温运寒饮、益肾荣木而加出。

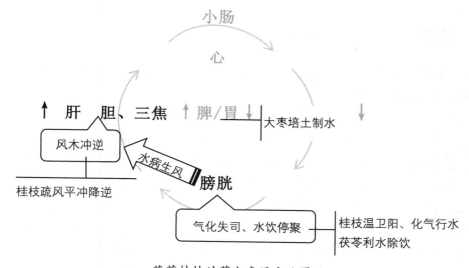

茯苓桂枝甘草大枣汤方义图示

阳和汤（《外科证治全生集》）

　　"鹤膝风、贴骨疽及一切阴疽。"
　　主治病证：阳虚水停、肾精亏虚之阴疽。
　　病证分析："营在脉中、卫在脉外"（《灵枢·营卫生会》），卫为营之先导，营为卫之所承载，二者失协调便是病。太阳卫阳柔弱，脉道运行无力，精微（属营阴）停聚为痰饮，流溢经络以成阴疽。肿痛之处散漫无头、皮色不红、酸痛不热。久病或长年体虚之人，水饮无以温化而递呈于肾，则肾精久久失养，必致亏虚，见腰酸膝软，脚弱无力。终为阴阳俱虚之证。本证病机在水中阳微、寒饮流溢、肾水失藏。

方义解析：兴阳化饮，除痰散凝，补益肾精。麻黄宣通脉道、兴阳化饮，且善"破癥坚积聚"（《神农本草经》）以消阴凝疳肿；肉桂补少阴心火，火旺则太阳卫气强盛而能化饮，麻桂相合以使经脉宣通、卫强饮去；炮姜炭温中化饮；水饮既成，流溢三焦，故取白芥子"除皮里膜外痰涎"（《雷公炮炙药性解》），入三焦搜痰除饮、疏通决渎；麻、桂、姜、芥合味，辛温宣利，化饮除痰；除邪不忘正气之虚，以鹿角胶合熟地以益肾精，合肉桂又以温下寒；生甘草清热解毒。合方令寒水温运得化、虚而得补，沉寒凝饮之阴疳自能运化而开解。若阳症疮疡初起虽红肿热痛，但日久之后热象日减而虚证确凿者，亦有化裁应用时机。临证寒饮水肿日久，肾精失养者，并可参考运用。

真武汤（《伤寒杂病论》）

"太阳病发汗，汗出不解，其人仍发热，心下悸，头眩，身𥆧动，振振欲擗地者，真武汤主之。"

"少阴病，二三日不已，至四五日，腹痛，小便不利，四肢沉重疼痛，自下利者，此为有水气。其人或咳，或小便利，或下利，或呕者，真武汤主之。"

主治病证：太阳受损，气化不利，水停生风。

病证分析：本证之发热为太阳卫气受损，弱阳勉强与水饮或外邪相争所致。卫阳受累，无力化气行水，故小便不利。气化不及，水饮内停，变证乃出：太阳寒水不得气化蒸腾，不能化为精微入木养肝，必致木枯失养，邪水化生邪风相火，相火冲心，加之心阳被水饮所克伐，则心下悸；风阳相火上扰清窍则头眩、欲扑；风木伐土故腹痛；风起于肌肉间故身𥆧动。咳呕下利肿重皆为水饮上下扰乱所作。此为水中阳微，正水亏虚，不化阳春；邪水肆虐，反助邪风。

方义解析：温阳化气行水。附子炮制后可入太阳、壮卫气，以使寒饮"气化则能出矣"（《素问·灵兰秘典论》）；白术、茯苓利水除饮，饮去则不复化生邪风；生姜走而不守，暄化水饮、外解余邪；水饮停聚而风欲动、寒饮不化而肝木枯，故以芍药收敛营阴以柔肝体，泄肝邪而平邪风，所谓荣木息风，并可制约姜、附之辛燥。本方治太阳寒水以平相火风木。

本方与附子汤药味看似仅有人参、生姜出入，但主证与制方格局迥异。因本方主证为太阳膀胱气化不利、水饮停聚，故有生姜配炮附子，小量术、苓亦利水为用，取芍药柔木制风；附子汤为心阳不足、寒湿内侵，故用炮附子两枚，合人参以温复心阳，又因外有寒湿痹阻经络，故重用白术四两，配伍炮附子以祛在表之寒湿，而用芍药为除痹缓急。

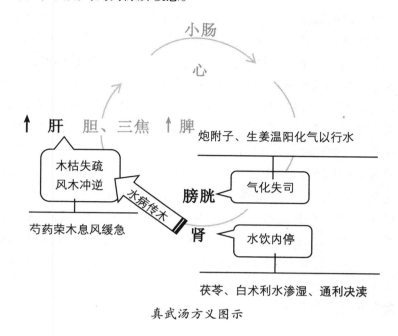

真武汤方义图示

肾气丸 （《伤寒杂病论》）（附：瓜蒌瞿麦丸）

"男子消渴，小便反多，以饮一斗，小便一斗，肾气丸主之。"

"虚劳腰痛，少腹拘急，小便不利者，八味肾气丸主之。"

"问曰：妇人病饮食如故，烦热不得卧，而反倚息者，何也？师曰：此名转胞不得溺也，以胞系了戾，故至此病，但利小便则愈，宜肾气丸主之。"

"崔氏八味丸（肾气丸）：治脚气上入少腹不仁。"

"夫短气有微饮，当从小便去，苓桂术甘汤主之；肾气丸亦主之。"

主治病证： 太阳水寒、水停木枯、肾精失充。

病证分析： 卫阳虚弱，气化无力，寒水失于蒸化而致诸症：寒水不得蒸化则小便不利，水聚于下而脚气水肿，或寒水下流而尿频量多；津液不得气化以上承故渴；水失蒸化，无以荣木，相火动风则少腹拘急或作眩晕、动悸等；水失蒸化，无以藏精，则肾精亏虚，故腰膝酸痛虚软；停水上犯心肺，上焦气不得降，故喘逆倚息、烦不得卧。"胞系了戾"中的"戾"指反常之气，"胞"指膀胱腑，意即膀胱化气失常，溺不得出，水饮上逆而喘促、端坐、烦热。此为水中阳微，寒水不能运化以滋养之证。

方义解析： 化气行水，滋肾荣木。桂枝、炮附子入太阳膀胱，助卫阳以蒸化寒水，以化津液而滋养上下，故《素问·藏气法时论》曰："肾苦燥，急食辛以润之，开腠理，致津液，通气也。"寒水停饮，茯苓、泽泻利之使去；地黄、山药、山茱萸滋水荣木，以补精血之损耗；水不养木，木枯而郁，故以牡丹皮散瘀疏木，以防郁而化风。本方虽地黄用量最重，然而其眼目在温阳化气行水之桂附。黄元御："方以肾气为名，则君附子而不君地黄。地黄者，淮阴之兵，多多益善，而究非主将也。"可参考"水行义－太阳膀胱"之"化气行水"与"气化失司"，以助理解本方之见症与用药。

真武汤证病机亦有太阳气化失司、饮停动风（水病及木），但两者病情缓急、风之甚微不同。真武汤证为水寒生风为主，其症风象明显而较甚（腹痛、眩悸、振扑），故用芍药泄木息风，用苓术配伍以兼利三焦，辅助平木，为汤剂荡邪取其速。肾气丸证为水寒、水木失养为主（偏于虚证），其症风象不甚（可有少腹拘急，情形亦并非急迫），故以山茱萸、牡丹皮敛阴疏木，水邪主要集中在下焦（小便不利、水肿为主），故以苓、泽配伍，此外尚以地黄、山药等补其精微，全方为丸，以图缓调。

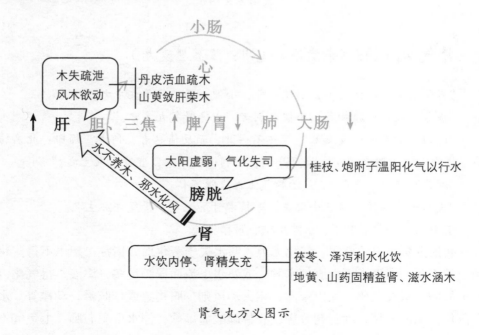

肾气丸方义图示

附方：

◆ 瓜蒌瞿麦丸（《伤寒杂病论》）

"小便不利者，有水气，其人若渴，瓜蒌瞿麦丸主之。"

主治：寒饮不化，无以上承。气化失司，津不上承，故下有水气（即水肿）、在上反有口渴。功效：温阳利水，滋水生津。炮附子入太阳膀胱，温卫阳以化水饮；茯苓、瞿麦利下焦水邪；瓜蒌根生津止渴；山药固肾生津止渴。

麻黄附子细辛汤（《伤寒杂病论》）

"少阴病，始得之，反发热，脉沉者，麻黄附子细辛汤主之。"

主治病证：少阴（心与肾）失枢。

病证分析：《素问·阴阳离合论》载："是故三阴之离合也，太阴为开，厥阴为阖，少阴为枢。"枢即交通、联系。结合整句，"少阴为枢"指少阴是沟通太阴之升提敷布精微与厥阴之收敛营卫的机构，亦即少阴具有联络疏通三阴经气血流行的作用。少阴经受邪（不论传入或是直中），阻碍经气运行，卫阳奋力消除阴邪以疏通经络，郁而强疏故发热；其脉沉，故知其非三阳证；心在窍为舌，其经支者"上挟咽"；肾开窍于耳，其经直者"循喉咙，挟舌本"。若寒邪卒犯少阴，令阴窍闭阻，失主其枢，可致暴哑、暴聋。

方义解析：温经、散寒、通窍。麻黄"除寒热，破癥坚积聚"（《神农本草经》），能通窍除痹，除经络中阴寒闭塞以祛寒热；细辛"利九窍"（《神农本草经》），能入少阴除寒通窍；麻黄、细辛二味辛散走窜，入阴分凝寒，通窍开闭，恢复枢机；炮附子强卫气、固经络，守而不走，佐制麻辛之辛窜而不掣肘。少阴为三阴之枢，因此不仅少阴心肾之阴寒凝涩，厥阴肝"连目系"，卒中寒邪，枢纽闭塞，精微不能上注于目以致暴盲者，亦可从本方取效。其他如阴寒湿浊内停三阴经络，亦皆可联合本方（如桂枝去芍药加麻黄附子细辛汤证），概凭少阴为阴枢以为功。

另有麻黄附子甘草汤（《伤寒杂病论》），"少阴病，得之二三日，麻黄附子甘草汤微发汗。以二三日无（里）证，故微发汗也。"无里证指没有寒饮等内生阴寒之邪，或仅微有恶寒发热，症状轻微，但以脉沉而知不在表。为邪初传少阴经，脏中并无寒证。当见微恶寒、但欲寐、脉沉微等症。因脏无邪，故不需细辛之入脏中逐寒邪。服药后取微发汗并非发表逐邪，而为使阳气通达、枢机通利之法。

《素问·阴阳离合论》提到少阳、少阴均为"枢"。"枢"即沟通运输，少阳、少阴二枢输送营卫、联络脏腑。相对而言，少阳阳枢以其身居阳位，卫阳相对充足，阳枢不利多因精微瘀滞；少阴阴枢因其地处阴寒，恃弱阳而御阴寒，阴枢不利多因阳气闭郁。

本方证与补中益气汤证均可见内伤发热，却有阴阳偏颇。麻黄附子细辛汤为温燥之剂，所治发热为阳虚阴寒凝滞窍闭所致郁热；补中益气汤为温润之剂，所治发热因精微不能上承心肺而致上焦虚热。前者当见冷倦欲卧、舌黯胖水滑、脉微细之寒水阴象；后者可见烦渴燥热、便溏乏力、舌红而瘦、脉虽浮洪却按之无力类枯燥阳象。

小续命汤（《外台秘要》《小品方》）

"疗中毒风，口不能言，咽中如塞，或缓或急，身体不自收，冒昧不知痛处，拘急不得转侧方。"（《外台秘要》）

"治卒中风欲死，身体缓急，口目不正，舌强不能语，奄奄惚惚，精神闷乱，诸风服之皆验，不令人虚方。"（《小品方》）

主治病证：内外之风，闭阻阴枢。

病证分析：少阴枢机失用，三阴之间互不交通：少阴失枢机则太阴不开、厥阴不阖；太阴失开（脾不运、肺不宣）则营阴失其敷布，营血滞涩，不荣肌表，枯燥生风而肢体麻木；厥阴失阖则营血失其疏泄，肢体失于濡养而偏枯不用、摄握不便、行步不利，木郁动风而致眩晕、昏扑；少阴经脉痹阻而咽中如塞，心神失用则语言謇涩、神昏。现今中风一症，多分真中、类中，以别内外之风。笔者认为内外之风并不宜截然划分，"此（中风）与外感风伤卫气之风，原无悬殊"（《四圣心源》），当视患者刻下而论：内风初起亦可见在络在经（未必概由感触外邪而引动内风）。"虚邪遍容于身半，其入深，内居营卫，营卫稍衰，则真气去，邪气独留，发为偏枯"（《灵枢·刺节真邪》），本证因外中风寒或内风初期，经络痹阻，枢机失用，营卫滞涩，发为偏枯。

方义解析：祛邪通窍、复通阴枢。宣太阴、布营卫，疏厥阴、荣肢体，通少阴、复枢机。麻黄外可驱尚在表之风寒邪气，内可通络辟除经输阻痹；麻黄、肉桂、杏仁、甘草四味又名还魂汤（《千金要方》，一方无肉桂），以开通三阴枢机，主治卒中神昏、气绝口噤；石膏、杏仁合麻黄、甘草，取麻杏石甘汤之意，以开太阴肺金，宣散营卫，洒陈周身，以除营血之滞涩；当归、川芎、桂心

（肉桂）温运厥阴，活血疏木，木和则风止，以复厥阴之阖，以令偏枯之半身得以荣养，手足得血则动作复常；内外合邪，两风向引，川芎外合风药，疏风达表，内合血药，通脉畅达营阴以疏内风，两善其功；干姜合甘草暖土培中，温运太阴脾土，恢复其开发升提之健运。本方亦见于《古今录验方》，有人参，合干姜、当归、甘草以培中扶正。合方调枢于太阴、厥阴之间，令左气温运而疏、右气洒陈布降，枢机复运，中气调和，大气复转，风息络通，命续复康。《千金方衍义》称本方"专为中风六经形证而立"，本方以枢机闭塞、营阴郁滞不荣为主治病机。实不必拘泥于真中风、类中风，类中初起，肢体经络症状为主者也有使用时机，久之风入腑脏而固结缠绵难愈则不宜本方。少阴能主枢机，并不拘泥于心或肾，本方权且列于水行方下。

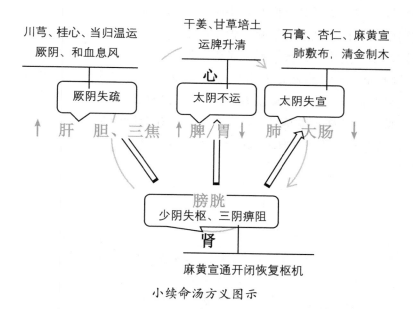

小续命汤方义图示

由是观诸中风之病。小续命汤主治中风之少阴枢机痹阻者；大秦艽汤主内有血虚、外有风证者；风引汤主治因热而引动风火上冲之惊风；镇肝熄风汤主治阳气暴亢、气血上冲之内动风；涤痰汤、搐鼻散主治中风之痰阻神窍，少阳阳枢痹阻者。今治疗中风常取之活血化瘀，其主证肝血瘀阻，木失疏泄，治方可从王清任通窍活血汤、补阳还五汤之类取义。

木防己汤（《伤寒杂病论》）（附：泽漆汤）

"膈间支饮，其人喘满，心下痞坚，面色黧黑，其脉沉紧，得之数十日，医吐下之不愈，木防己汤主之。虚者即愈，实者三日复发，复与不愈者，宜木防己去石膏加茯苓芒硝汤主之。"

主治病证：水饮迫肺之喘闷。

病证分析："所谓上喘而为水者，阴气下而复上，上则邪客于脏腑间，故为水也"（《素问·脉解》），津液在经过代谢后下输膀胱，但膀胱化气不及，水液反聚而化饮，复上而碍肺。水邪为患故面色黧黑，脉沉紧亦是水征；水饮上逆壅肺，肺气不得降而喘逆胸闷（"满"即闷）；饮逆膈间，升降不通，腹部胀满，故曰心下痞坚；饮之所成，本已消耗精微，又被反复吐下，营阴更被耗伤。本证为阴中阳不足，不能运化左旋，反逆扰右降之分。

方义解析：化气行水，泄肺平喘，益营扶正。木防己入三焦，利水邪，使水去膈畅以平喘；虽经吐下而水饮不除，为卫阳虚弱，不能温运，故以桂枝入太阳，温阳化饮；石膏泄肺平喘；曾被吐下，营阴受损，需兼顾扶正，故人参重用至四两，且不论"虚者"或"实者"均不弃参，可知正气不足之确证。其"虚者"特指邪气壅结未甚，为相对之虚。"实者"为水饮固结，服前方后症状反复，仍可在桂枝、防己温运之基础上去石膏加茯苓、芒硝。芒硝"逐六腑积聚、结固留癖"（《神农本草经》），茯苓、芒硝相合能破结下水，故方后注"微利则愈"；去石膏，乃因复发之机在于下焦固结之水饮，病证之本源不在肺，不必重责之。

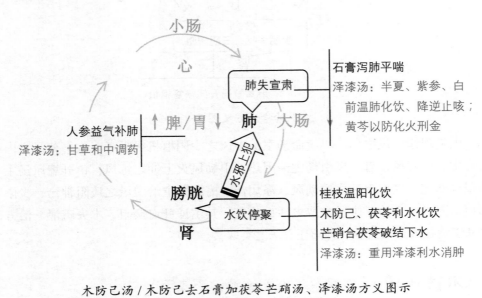

木防己汤／木防己去石膏加茯苓芒硝汤、泽漆汤方义图示

附方：

◆ 泽漆汤（《伤寒杂病论》）

"（咳而）脉沉者，泽漆汤主之"

主治：下焦阳微，水饮不化，上逆泛肺所致咳嗽。"脉沉"示病在下焦（膀胱、肾），属里证；亦可见脚气水肿、夜难平卧、小溲不利等症。功效：温阳利水，化饮止咳。重用泽漆三斤走下焦，利水化饮；桂枝温太阳膀胱，助泽漆运化下焦水饮；半夏、白前、紫参入太阴肺，以化饮除痞、降气止咳（紫参一说为拳参，以消水饮、散积聚；一说为紫菀，以化饮止咳）；邪水停聚，易化生风阳相火，故加黄芩防蕴生相火；饮之所成，营必有耗，予人参、甘草益营扶正。

十枣汤（《伤寒杂病论》）

"脉沉而弦者，悬饮内痛。病悬饮者，十枣汤主之。"

"太阳中风，下利呕逆，表解者，乃可攻之。其人漐漐汗出，发作有时，头痛，心下痞硬满，引胁下痛，干呕短气，汗出不恶寒者，此表解里未和也，十枣汤主之。"

"咳家其脉弦，为有水，十枣汤主之。"

主治病证：饮停胸胁。

病证分析："饮后水流在胁下，咳唾引痛，谓之悬饮"，悬饮即停胸膈胁肋间之水饮，故有胁下痛、心下痞硬满；饮停胸膈，碍肺气宣肃，则见咳喘、短气；水饮迫胃气则见呕逆、心下痞；肺与大肠相表里，饮入肠间则下利；饮停胸膈，阻碍肺金右旋布散之势，营卫蕴热积聚胸膈，故时作漐漐汗出而不恶寒；饮停胸膈，气逆不降，阻碍清窍而令头痛。

方义解析：峻逐胸膈胁肋间水饮。水饮虽停胁下，实则流窜上下为害。甘遂"利水道谷道，下五水"（《本草经疏》）；大戟"（主）十二水，腹满急痛，积聚"（《神农本草经》）；芫花"消胸中痰水，喜唾，水肿，五水在五脏皮肤及腰痛"（《名医别录》）；大枣肥者十枚筑土御水，缓和药性，扶助正气。

本方与木防己汤皆为水邪过盛而阻碍右降之证，治以金水并调，以使水去而金清气利（二方以水邪为病症本源和突出矛盾，故录于水行方目下）。本方主证饮停胸胁膈间，以吐下之法逐水而宽金，适于病症紧迫而正气未伤之新病骤病者；木防己汤证水饮源自下焦，且正气已被损伤，为邪正兼顾之法。

葵子茯苓散 (《伤寒杂病论》)(附: 牡蛎泽泻散)

"妊娠有水气,身重,小便不利,洒渐恶寒,起即头眩,葵子茯苓散主之。"

主治病证: 妊娠水气。

病证分析: 胎孕阻碍膀胱化气行水则小便不利,水停而作足肿;水饮阻碍膀胱经气,太阳失于主表故见恶寒;静而起身为阳气升提动作,属风木之性,水饮乘之化风,故而可致眩晕。

方义解析: 利水气,通经络。《灵枢·本藏》称:"肾合三焦膀胱。"提示肾主水的功能与三焦之主决渎与膀胱主化气行水紧密联系。当疏三焦与利膀胱并行。冬葵子、茯苓通利膀胱与三焦,使水饮除而经络畅通。

附方:

◆ 牡蛎泽泻散 (《伤寒杂病论》)

"大病差后,从腰以下有水气者,牡蛎泽泻散主之。"

主治: 大病初愈,正气亏虚,运化不及,膀胱气化不利、三焦决渎失司。水性趋下,故下肢肿为主。功效:化饮利水消肿。牡蛎、蜀漆、海藻入三焦少阳,化痰散结、通利决渎;泽泻、商陆入下焦膀胱太阳,利水消肿;葶苈子开宣上焦肺气,以行水气;瓜蒌根既能化痰通利,又能扶正助津液恢复。诸味为散,分走上下,水气去而经隧畅通,得小便利则止后服。

猪苓汤 (《伤寒杂病论》)

"(阳明误下后)若脉浮发热,渴欲饮水,小便不利者,猪苓汤主之。"

"少阴病,下利六七日,咳而呕渴,心烦不得眠者,猪苓汤主之。"

主治病证: 少阴水亏、三焦湿热。

病证分析: 由阳明证土热津伤或久利后津液耗伤而致少阴水亏,故渴欲饮;少阴水亏不制火,故心烦不眠、自觉燥热;虚热内扰而脉浮,并非表证;邪陷少阳,三焦湿热阻滞,木失疏泄,故小便不利、寒热往来;湿热阻碍加之津液耗伤,水不生金,故咳;少阳病湿热碍胃故呕。

方义解析: 清利湿热、滋水荣木。滑石引猪苓、茯苓及泽泻入三焦,均为利水除湿所设;阿胶补水之亏而润木之枯。然而单纯阳明病土燥伤津者(亦见渴而小便短少），不可予猪苓汤重复渗利以伤津也，故曰："阳明病，汗出多而渴者，不可与猪苓汤，以汗多胃中燥，猪苓汤复利其小便故也。"（《伤寒杂病论》）

本方与当归贝母苦参丸证均有木失疏泄而小便不利，本方证因三焦湿热、木失疏泄所致并伴有少阴津亏；彼方证以妊娠血虚，木枯在先，以致肝木失荣而疏泄失常。故而也不同于五苓散证之因膀胱失于温运所致者。

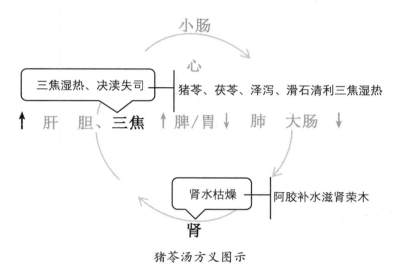

猪苓汤方义图示

增液汤（《温病条辩》）

"阳明温病，无上焦证，数日不大便，当下之。若其人阴素虚，不可行承气者，增液汤主之"

主治病证：土燥水竭，水不润金。

病证分析：阳明温病，土燥过度克水，热虽已去，津液耗伤，水不润金，肺燥肠涸。此土气右旋不及而阴气右降汇聚不足之证。

方义解析：补水增液，滋肺润肠。生地、玄参二味色黑甘凉、质润多汁，补水增液；麦冬滋土润金。三味合用，补水制土，生金润燥。

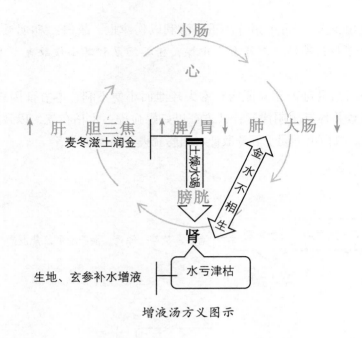

增液汤方义图示

六味地黄丸（《小儿药证直诀》）（附：大补阴丸）

"地黄丸，治肾怯失音，囟开不合，神不足，目中白睛多，面色㿠白等症。"

主治病证：肝肾亏虚。

病证分析：先天禀赋不足或久病失养，肾精亏虚；腰为肾府，肾精不充则腰膝酸软；水不生木则木气失荣而疏泄失职、风木妄泄、肾精失摄，故而遗精、滑泻；肾主骨生髓，小儿肾精不充，故囟迟；水不制火则潮热骨蒸、五心烦热。此证阴气不足而不能左旋生木之证。

方义解析：益肾荣木。熟地黄重用为君，入少阴水，补肾填精，并能从水生木以益肝血；山萸肉固肾涩精；山药扶脾益肾；泽泻、茯苓利水渗湿，燥土以疏木；牡丹皮入厥阴肝以和络散瘀疏木。虽有苓、泽、丹之疏利以防过于滋腻，但仍以补益为主。

附方：

◆ 大补阴丸（《丹溪心法》）

"降阴火，补肾水。"

主治：阴虚火旺。阴精亏虚，水不制火可见骨蒸潮热、五心烦热、舌红少苔；虚火刑金可见干咳咯血。功效：益水清火。熟地黄、龟甲补肾填精、滋水潜阳，所谓"壮水之主，以制阳光"；黄柏清水中虚火，知母清火除烦保阴液；肾主骨生髓，故以猪脊髓入肾补水，以形补形。

本方之布局，极似黄连阿胶汤：彼黄芩、芍药 – 此知母以除心火烦热，彼阿胶 – 此脊髓、地黄滋水制火，彼黄连 – 此黄柏以清热。唯本方滋阴壮水为主，彼方滋水、清火并行。

炙甘草汤（《伤寒杂病论》）

"伤寒脉结代，心动悸，炙甘草汤主之。"

"《千金翼》炙甘草汤：治虚劳不足，汗出而闷，脉结悸，行动如常，不出百日，危急者十一日死。"

主治病证：土虚水亏，君弱相亢，相火冲悸。

病证分析：久病体衰而中气弱，营阴生化乏源，心君失养，故脉结代；营阴久虚，水亏木枯，相火上冲见心中动悸；而久病阴不升阳，心阳亦不足，更无力制约相火。此为弱阴不能左出以化和煦阳光，反作邪风妄自攻冲之证。

方义解析：培土益营、滋水荣木、暖火却冲。炙甘草、大枣、生姜合用培土滋源，加人参生津液、益营阴，营气足方能养心充脉、滋肾荣肝；地黄、阿胶、麻子仁、麦冬益水荣木，木荣则疏、木疏风息、定悸平冲；桂枝合甘草有桂枝甘草汤之意，振奋心阳、疏木达郁以平相火冲逆动悸；清酒配合诸味滋补之味，令营卫化生后能充盈脉道、通达经络。全方以濡润滋养为主，稍佐辛温运化药味，使诸阴柔之味"运动而不滞也"。名曰炙甘草汤，强调以培中气为基，而引诸味入肾以筑基、入肝以平相、入心以侍君。中气运动，四维相辅，运动流通，故结代动悸俱愈。本方培土益水、补阴运阳，亦用于体弱虚劳、先后天俱不足之阴阳两虚者。后世吴鞠通（《温病条辨》）以本方去参、桂、姜、枣、酒，重用芍药，加龟甲、牡蛎、鳖甲、鸡子黄，以滋水涵木，治疗温热病日久之水亏木枯、虚风欲脱者，命名大定风珠。

虽"悸动"总体属风木左升失其常度之症，但病机常常流转，治欲求其效则必溯其源。木郁失疏、少阳蕴相火而动者，可参考小柴胡汤证或四逆散证等；血枯血郁从血府逐瘀取法；君火势微、相火僭越者崇桂枝甘草类，可酌予龙牡等肃金制木；土虚不制水、水动又生风者可从诸苓桂剂加方；土虚营卫不实、血虚而生风者属归脾汤之所主；停痰胸中，金郁不能制木，或痰饮又阻碍三焦，可从温胆二陈汤之类化之；膀胱气化不利、水停生风者参考真武剂；水亏木枯、君不制相者乃予炙甘草汤。

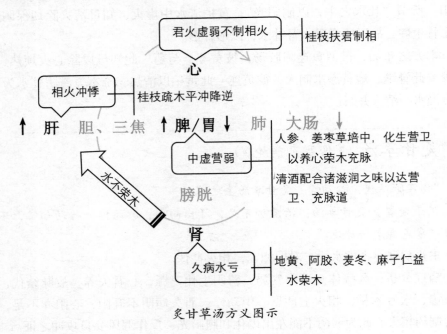

炙甘草汤方义图示

玄麦甘桔颗粒（《中国药典·2020版》）（附：猪肤汤）

"清热滋阴，祛痰利咽。用于阴虚火旺，虚火上浮，口鼻干燥，咽喉肿痛。"

主治病证：水亏无以制火，虚火熏灼肺金之咽痛。

病证分析：少阴肾经"入肺中，循喉咙"，肾水与肺金相生相濡；少阴心经"上挟咽"，肺金最畏火刑。水亏则肺金失养，水亏又不制火，少阴心虚火熏灼肺系，故咽痛（咽痛而干灼）而见咳嗽咯痰、鼻塞流涕等，故曰"心咳之状……咽肿喉痹"（《素问·咳论》）。病在水、火、金三行生克失和。

方义解析：益水清火、利咽止痛。方由桔梗汤加方而来。"二三日，咽痛者，可与甘草汤；不差，与桔梗汤。"（《伤寒杂病论》）（桔梗汤并可治疗肺痈，见"金行方"目下）。玄参色黑，补肾水之亏；麦冬色白，清金润肺，并能降虚火；桔梗清金利咽止痛；生甘草下可补水、上可清火，助桔梗利咽。四味补水、制火、清金，三部并调、标本兼治。可为汤剂，以速其功。若病者素水亏木枯，又逢厥阴风木太过之时，虽未必被外风袭扰，可见咽痛而发热恶寒，常被认为是风热感冒，但若以咽痛为干灼主症，仍为水伤为本，宜从本方化裁。

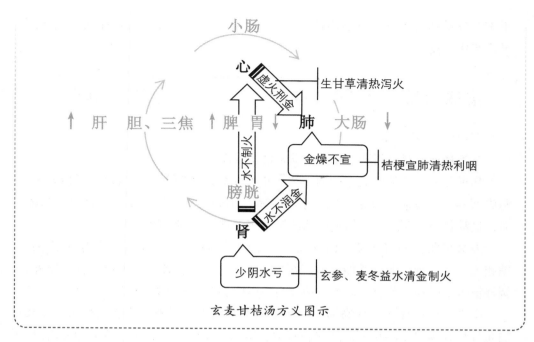

玄麦甘桔汤方义图示

附方:

◆ 猪肤汤 (《伤寒杂病论》)

"少阴病,下利咽痛,胸满心烦,猪肤汤主之。"

主治:下利津伤,水不济火,虚火灼咽。少阴虚火灼金而咽痛、胸闷;心烦亦火扰所为。揣测"下利"当为火不暖土、土寒自利,与少阴虚寒下利本质相同但程度轻浅(亦或为误治所为);下利伤津或为水亏之缘由。功效:补水生津,清热利咽。猪肤甘寒滋水,"服之则以水济火"(《本草求真》),"(猪肤)气先入肾,解少阴客热"(《冯氏锦囊秘录》),水足则虚火消除,无伤咽喉;米粉炒香,培土、止利,以防阴津再耗;白蜜补土润肺。合方令土和利止,津液复生,虚火清而咽痛除。

咽痛一症,尽管仲景均归于少阴病中,但其病机却不尽相同。单纯水亏金燥者为猪肤汤滋润所善;水亏虚火灼金者宜玄麦甘桔汤;太阴肺居右降之位,若有痰饮水湿等阻碍肺金,致其肃降不利,则心火不右降必熏灼之而致咽痛,必苔厚或水滑,宜半夏类(如半夏苦酒汤、甘草泻心汤等)辟痰肃金、降火利咽(若无痰饮阻隔,纯为水亏虚火者,半夏因其辛燥,反非所宜);若咽喉不利、咳唾脓血、舌胖便溏,为寒湿闭郁肺金,化热灼伤肺络,并兼有脾寒湿之象,当循麻黄升麻汤;麦门冬汤证所见咽喉不利,为肺阴虚为主兼有痰阻,介乎玄麦甘桔汤与半夏苦酒汤两证之间。以上种种，未能尽述，临证又当随其证灵活变化增裁。

桑螵蛸散（《本草衍义》）（附：缩泉丸、封髓丹、磁朱丸）

"治健忘，小便数。"

主治病证：肾失封藏，相火扰动，肾精妄泄。

病证分析：肾失封藏之职而遗尿、小溲频数；肾精妄泄而遗精；肾精失充，髓失所养，故善忘；肾精亏虚，水不生木，木失所养，相火妄动，相火妄自疏泄，扰乱肾脏封藏之志而加重遗精遗尿；相火扰动心神，故见梦交等。

方义解析：固肾止遗、潜火安神。桑螵蛸温肾固精；龙骨、龟甲潜浮阳、纳相火、安心神，龙骨并能收敛固精；人参、当归、茯神益气养血、养心安神、缓补精微之损耗；菖蒲、远志安神开窍，以明心君，君明则相安。

本方与桂枝加龙骨牡蛎汤同为治疗风木相火扰乱封藏所致之失精家。桂枝加龙骨牡蛎汤侧重治相火，从调和营卫、协调君相入手，故从桂枝汤加方而出；桑螵蛸散侧重补益温肾，对于肾精久虚者，先予补涩固精，其后乃予启神明、制相火，故归类于肾水之方。临证两者可合方协作增效。

本方及后附方主证皆与肾中之精失于封藏有关，一并归类。

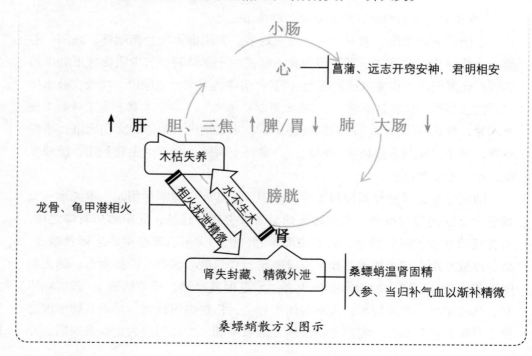

桑螵蛸散方义图示

附方：

◆ 缩泉丸（《校注妇人良方》）

"治脬气虚寒，小便频数，或遗尿不止。小儿尤效。"

主治：膀胱虚寒、肾失固摄。太阳膀胱卫阳温煦不足，下焦清冷，肾寒而失封藏之职，小便清长频数或为遗尿。功效：温阳化气、固肾缩尿。益智仁暖水温肾，主男子遗精淋浊、女子带下崩漏之寒湿证；乌药温水暖木，木气正常疏泄则不妄泄精微；山药固肾摄精，助其封藏；茴香服前嚼数十粒以温肝肾、暖下焦；盐汤送服，引药归肾。

◆ 封髓丹（《医理真传》）

"眼中常见五彩光华，气喘促者……"

"能治一切虚火上冲，牙疼、咳嗽、喘促、面肿、喉痹、耳肿、目赤、鼻塞、遗尿、滑精诸症……重在调和水火也，至平至常，至神至妙……"

主治：水寒不温，阴精亏虚，龙火上浮，扰精外泄。膀胱虚寒，不能蒸化寒水为阴精以入注肾中，阴精不足而寒水有余。肾中阴精不足，与肾中阳精不能相配，虚阳上浮，为龙火。龙火乱扰而致肾失封藏，精气外泄而致梦遗、失精、鬼交、眼中常见五彩光华；龙火散漫上浮至上焦，见牙痛、咳嗽、面肿、喉痹、耳肿、目赤、鼻塞等游散浮火之征。功效：暖水藏精，潜降相火。砂仁暖水化气，寒水得以蒸化为肾精，以入注充养肾中阴精，阴精足而龙火配位，自能归潜；同时肾中寒水得以温化而能上承，以消上焦散漫浮火；"黄柏沉而属阴，故主肾与膀胱诸证。其性苦寒，能泄亢甚之阳，以坚肾部"（《雷公炮制药性解》），令水中龙火收敛，则肾精封藏不被其所扰动，失精滑泻自能收持；炙甘草调和于黄柏之苦寒潜降与砂仁之辛温升散之间，令阴阳和合，水火相配。合方为丹，缓调而非急功可得。

交泰丸与封髓丹主证均有肾水寒而火有余。两者水寒相似，但其火不同：交泰丸为心火有余，心火与肾水相背而行，两不交通，心火自扰故见怔忡不寐，以黄连清心火；封髓丹之火为水中龙火（属相火），并非心火有余，因浮火上冲上焦，其象纷繁散乱，寸脉虽浮数，尺脉却不实，故以黄柏收水中相火。交泰丸证为心肾水火不交，封髓丹证为肾寒相火。临证非细细查证审脉难别其异。

桑螵蛸散、缩泉丸与封髓丹同为肾精亏虚，精微外泄。三方均有肾中虚寒，但其寒热程度不同，相火成分不同（封髓丹为水中龙火；桑螵蛸散为木中相火），所扰见症也不同。桑螵蛸散为肾精亏虚，相火扰动心神，妄泄肾精，治以补涩固精为主，佐以潜阳安神；缩泉丸为脬肾虚寒，水寒失于气化，冷水下注，治以温阳化气、固肾缩尿；封髓丹为肾水寒冷，龙火上浮，见虚火杂症，治当潜降相火与温肾化气并施。

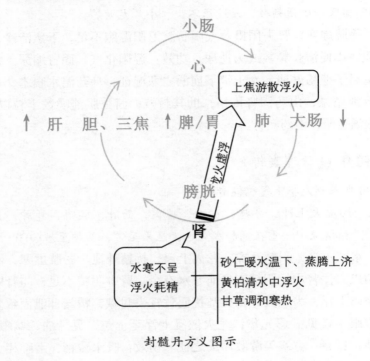

封髓丹方义图示

◆ 磁朱丸（《千金要方》）

"主明目，百岁可读注书。"

主治：精亏不养、虚火耗散以致目视昏花。"五脏六腑之精气，皆上注于目而为之精……目者，心使也"（《灵枢·大惑论》），精微失养与虚火扰散乃致年老目视不明。功效：纳精潜阳明目。磁石色黑质重入肾水，能吸纳精微归藏于肾，进而精微上注于目窍以养之；《神农本草经》载朱砂："养精神，安魂魄，益气，明目。"盖因其色赤入心火，少阴心经"系目系"（《灵枢·经脉》），清心降火不令扰动肾水，则肾精守而不失，合磁石水火并调，火降而水归；神曲和中护胃，运化金石，塑余药成丸，以便久服而不碍胃气。原书主症并无肝肾亏虚描述，方药亦非直补肝肾，而是使肝肾精微固守不泄以为功。肾中精微充足，肝木得养以盈，目睛得养而目视不花。此为预防调摄之方，久服方可图效。

来复汤（《医学衷中参西录》）

"寒温外感诸证，大病愈后不能自复，寒热往来，虚汗淋漓；或但热不寒，汗出而热解，须臾又热又汗，目睛上窜，势危欲脱，或喘逆，或怔忡，或气虚不足以息。"

主治病证：相火扰乱，肾精欲脱。

病证分析：常人肾精封藏，风阳自阴中徐徐左升而疏泄以度。久病大病后肾精损耗，封藏失职，风木相火妄扰，疏泄过度而见虚汗阵阵（风木扰泄）、喘脱时作（金不收持）；水亏而虚火夹风木，故作寒热往来或但见虚热不寒；风阳上行、虚风引动故目睛上视。此阴气敛藏无力（右降不及）而涣散外泄（左升过早）之证。

方义解析：固摄肾精，收潜相火。上述喘汗诸脱"宜量用敛肝之品，使肝不疏泄，即能杜塞元气将脱之路"（《医学衷中参西录》），故以山萸肉之酸以敛木而精不妄泄；生龙骨、生牡蛎以镇风木、潜相火，相火归潜则不能妄疏泄精微（与虚劳用桂枝龙骨牡蛎汤中配伍龙牡同理）；芍药以柔木息风，辅助龙骨、牡蛎清相火而固精微；台参为党参之上品，益脾生营，实后天以补先天；炙甘草和中气、和药性。合方缓相火之疏泄过度、敛精微之外亡流散、补精微之虚损不足，使金气右敛而木气左疏以度，令阴平阳秘而救危挽脱。

肾精虚损内涵与程度不同而主方随之差异。六味地黄丸缓补阴精，较为平和，大补阴丸善制虚火，来复汤则为阴精欲脱的急症所需。另有张景岳右归丸，则是治少阴水火两衰之方。

跋

　　本书不是为了传授具体的一招一式，所列诸方证之于临证也仅如指路提要，是希望能够启发读者从一种相对战略的思维角度来分析病症、来感知态势，机圆则能法活。细化的临床分科和生硬的临床路径的确便利了以还原思维指导的现代西医，但对于中医业者，必须时时自省——是否坚持着整体观念与辨证论治。朱熹曾于《大学或问》中说到："人之一心，湛然虚明，如鉴之空，如衡之平。"苏轼也曾说过："物一理也，通其意则无适而不可。分科而医，（中）医之衰也。"若能在临证之时放下派系和成见，力争做到心无定法，"允执厥中"才是正法。"智者察同"，不论六经、脏腑气血、三焦、卫气营血等等何种辨证布局，不离天人一体，不离一气周流的大棋盘。明理最终还是为了求效。如果您觉得本书在这方面有一点启发，也就达到笔者的目的了。

　　成书之刻，感谢数年来张东钰老师对我工作的巨大鼓励和支持，感谢恩师韩涛教授醍醐点拨，感谢恩师冯建华主任在临床经验方面的不吝赐教，感谢责任编辑李昆老师悉心整理，并再次感谢褚月颉主任在重点专科方面给予的诸多支持。

崔翰博　谨作

壬寅孟春